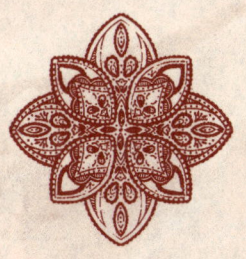

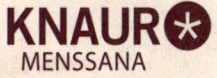

DR. VINOD VERMA
Die Ayurveda-
APOTHEKE

Einfache Hausmittel für kleine Beschwerden

Aus dem Englischen von
Brigitte Rüßmann und Wolfgang Beuchelt

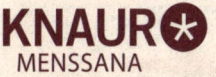

KNAUR
MENSSANA

Die Ratschläge in diesem Buch sind von Autorin und Verlag sorgfältig geprüft, dennoch kann keine Garantie übernommen werden. Die hier vorgestellten Haus- und Heilmittel können einen Arztbesuch nicht ersetzen. Jegliche Haftung der Autorin sowie des Verlags und seiner Beauftragten für Gesundheitsschäden sowie Personen-, Sach- und Vermögensschäden ist ausgeschlossen. Für die kommerzielle Nutzung der hier vorgestellten Methoden ist das vorherige Einverständnis der Autorin einzuholen.

Besuchen Sie uns im Internet:
www.mens-sana.de

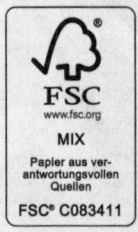

Deutsche Erstausgabe 2016
© Dr. Vinod Verma
© 2016 der deutschsprachigen Ausgabe Knaur Verlag
Ein Imprint der Verlagsgruppe Droemer Knaur GmbH & Co. KG, München.
Alle Rechte vorbehalten. Das Werk darf – auch teilweise – nur mit Genehmigung des Verlags wiedergegeben werden.
Redaktion: Dr. Ulrike Strerath-Bolz
Covergestaltung: atelier-sanna.com, München
Coverabbildung: atelier-sanna.com, München
Abbildungen im Innenteil: Shutterstock: S. 5, 136, 181 Gorbash Varvara/ S. 6 o.li., 25, 28, 30 re., 34, 36 o.re., 53, 74 re., 105 re., 108, 119 li., 122, 141 re., 144, 151, 171 o. Alex Rockheart/ S. 26, 156, 174 Collage: Alex Rockheart, inifer/ S. 30 li., mi., 56, 60, 67, 83, 114 o., 119 re., 133, 134 li., 146 petite lili/ S. 33, 50 re. Sunny Squirrel/ S. 36 li., 42 li., 48 li., 92 re., 97. re., 124 re., 127 li., 154 Cat_arch_angel/ S. 42 re., 65, 89, 92 o.li., 118, 149, 171 u.li. inifer.
Buchgestaltung: atelier-sanna.com, München
Druck und Bindung: CPI books GmbH, Leck
ISBN 978-3-426-65798-0

5 4 3 2 1

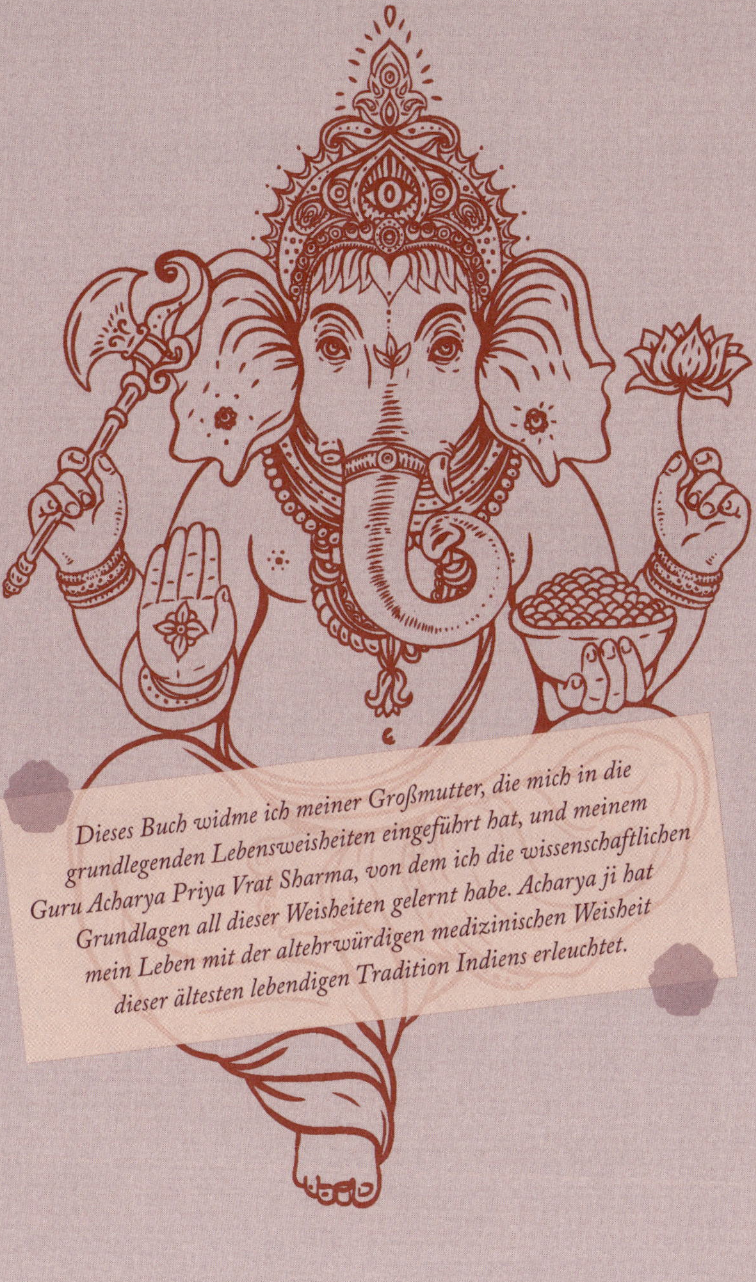

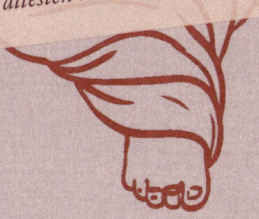

Dieses Buch widme ich meiner Großmutter, die mich in die grundlegenden Lebensweisheiten eingeführt hat, und meinem Guru Acharya Priya Vrat Sharma, von dem ich die wissenschaftlichen Grundlagen all dieser Weisheiten gelernt habe. Acharya ji hat mein Leben mit der altehrwürdigen medizinischen Weisheit dieser ältesten lebendigen Tradition Indiens erleuchtet.

INHALT

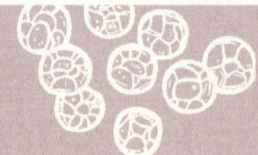

HEILMITTEL

PROBLEME BEI BABYS UND KLEINKINDERN

KRÄUTER UND GEWÜRZE KENNENLERNEN UND VERARBEITEN

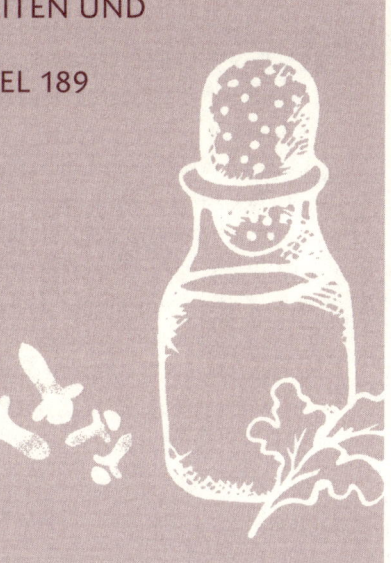

ANHANG

DIE GRUNDLAGEN

Nach ayurvedischer Lehre ist Gesundheit der natürliche Zustand. Bei einer medizinischen Behandlung sollte es darum gehen, diesen natürlichen Zustand durch angemessene Ernährung, Arzneimittel, Übungen etc. wiederherzustellen. Deshalb wird die Behandlung im Ayurveda auch *prakritisthapan* (Wiederherstellung der Natur) genannt.

Acharya Priya Vrat Sharma

Die Idee, ein Buch über Heilmittel aus alltäglichen Küchenkräutern und -gewürzen zu schreiben, kam mir erstmals, als ich vor sechzehn Jahren in Deutschland eine Vorlesung zu diesem Thema hielt. Wahrscheinlich verwarf ich sie zunächst wieder, weil sie mir zu simpel erschien. Die Erfahrung, dass Menschen einfachste Zutaten falsch benutzen und sich damit schaden, zeigte mir aber, wie nötig ein solches Buch ist.

Die wesentlichen ayurvedischen Heilmittel für die grundlegende Pflege der Gesundheit kommen aus der ayurvedischen Küche, die Speisen mit verschiedenen Kräutern und Gewürzen zubereitet. Die Zutaten, die für den guten Geschmack zuständig sind, werden auch in einfachen Hausmitteln genutzt, um kleinere Leiden und anhaltende gesundheitliche Probleme zu heilen. Diese Weisheit wird seit Anbeginn der Zeit von den Frauen gehütet. Nach meinem Studium der ayurvedischen Schriften erkannte ich, wie präzise die Heilmethoden unserer Großmütter waren und wie sehr sie den Schriften entsprachen.

Mit diesem kleinen Buch der Hausmittel möchte ich Ihnen einfache Lösungen für Alltagsbeschwerden anbieten und Fragen zum Thema Gesundheit beantworten. Es ist ein Selbsthilfebuch für die kleinen Ärgernisse des täglichen Lebens. Es ist allerdings kein umfassendes ayurvedisches Therapiebuch mit komplexem Inhalt, sondern stellt Großmutters einfache Hausmittel vor, deren Zutaten Sie in fast jedem asiatischen Lebensmittelladen bekommen. Ich bin mit diesen Mitteln aufgewachsen und habe weltweit mit meinen Büchern und Lehren bereits Tausenden von Menschen geholfen. Von meinen dreiundzwanzig Büchern zu verschiedenen Gesundheitsthemen sind einundzwanzig ins Deutsche übersetzt worden. Sie enthalten zahllose Rezepte für solche Hausmittel.

Menschen aus aller Welt bedanken sich bei mir für so gewöhnliche und einfache Mittel wie heißes Kardamomwasser, Kurkumamilch, Zitronen-Ajwain oder Vier-Gewürze-Pulver.

Dieses Buch verwendet ausschließlich Küchenkräuter, Gewürze und andere Kochzutaten, so dass Sie schnell und einfach von den Hausmitteln profitieren können. Dieses kompakte Buch mit genauen Rezepten, Hinweisen zur Verwendung und vor allem zur richtigen Dosierung und Anwendungshäufigkeit von Hausmitteln kann Ihnen helfen, Ihr Leben besser zu meistern und schnelle Linderung zu finden. Als Buch für die ganze Familie gibt es auch die Dosierungen für Kinder an und enthält spezielle Rezepte für Säuglinge und Kinder.

Als Wissenschaftlerin, die in Europa und Amerika ausgebildet wurde, finde ich, dass es den meisten bisherigen Büchern – und auch dem von den angeblichen »Gurus« weitergegebenen Wissen – an Präzision mangelt, wenn es um die Dosierung und die Häufigkeit der Anwendung geht. Viele Menschen suchen dann im Internet nach Hilfe, was verheerende Folgen nach sich ziehen kann. Dort finden sie beispielsweise die Angabe: »Täglich 1 TL Zimt oder Honig in heißem Wasser hilft beim Abnehmen.« Tatsächlich ist eine so hohe Zimtdosis giftig, und heißer Honig setzt Giftstoffe frei, die bis an Ihr Lebensende im Blut bleiben. Ich habe auch viele Menschen getroffen, die durch eine zu hohe Dosierung von Knoblauch krank geworden sind. Auch Küchenkräuter und Gewürze haben Nebenwirkungen, wenn sie im Übermaß verwendet werden. Gerade deshalb ist es so wichtig, ein Buch zur Hand zu haben, das die Dosierung und Anwendung der Mittel wissenschaftlich präzise nach der authentischen Tradition des Ayurveda erklärt.

Auf der Suche nach dem passenden Heilmittel werden Ihnen das Inhaltsverzeichnis und das Register helfen. Im hinteren Teil des Buchs sind die verwendeten Kräuter und Gewürze beschrieben, damit Sie die richtigen Produkte finden und sich mit den Eigenschaften dieser Pflanzen vertraut machen können. Wer sich näher mit dem Thema Heilung durch Yoga und Ayurveda beschäftigen möchte, findet Verweise zu meinen anderen Büchern.

Nach Aussage von Charaka, einem der großen Weisen des Ayurveda, der etwa 600 v. Chr. lebte, ist es unsere Pflicht (Svadharma), unser Leben zu organisieren und jegliche Anstrengung zu unternehmen, um gesund zu bleiben und Krankheiten zu vermeiden. Mit diesem Buch möchte ich Ihnen diese Aufgabe erleichtern und Ihnen die Weisheit vermitteln, mit der Sie kleinere Probleme selbst lösen können.

Dieses Buch zeigt Ihnen, wie Sie auf einfache Weise Ihre Gesundheit bewahren und Ihre grundlegende Energie und Vitalität, im Ayurveda Ojas genannt, steigern können. Die meisten Menschen denken, es sei Aufgabe des Arztes, sie zu »reparieren«, wenn sie krank sind. Dieses Buch und die Weisheit des Ayurveda lehren uns hingegen, die Verantwortung für unsere Gesundheit zunächst selbst zu übernehmen und darauf zu achten, wann wir uns unwohl fühlen, damit aus diesem Unwohlsein keine Krankheit entsteht. Ein Erhalt der allgemeinen Gesundheit bedeutet auch, dass wir unsere Energiereserven steigern, um Krankheiten zu vermeiden und bei den ersten Anzeichen oder Symptomen einer Erkrankung reagieren und unsere Gesundheit zurückerlangen zu können.

IM EINKLANG MIT DEM LEBEN

Die Theorie der drei Doshas (Lebensenergien) im Ayurveda basiert auf dem Gesetz der Einheitlichkeit der Natur, was bedeutet, dass die Gesetze des Kosmos auch für den menschlichen Körper gelten. Die drei Vitalkräfte sind nicht nur für physiologische Funktionen verantwortlich, sondern auch für mentale Aktivitäten und menschliches Verhalten.

Acharya Priya Vrat Sharma

Die grundlegende Weisheit von Yoga und Ayurveda ist Tausende Jahre alt. Ihre steigende Popularität in den letzten zwei Jahrzehnten deutet aber darauf hin, dass diese Weisheit Bestand hat, ja, dass sie zeitlos ist. In allen Teilen der Welt zeigt sich ihre Gültigkeit. Nur dauerhafte Weisheit kann dauerhafte Lösungen bieten, und sie ist nicht das Eigentum eines Landes, sondern ein Welterbe.

Außerhalb Indiens hält sich die irrige Vorstellung, Ayurveda sei ein rein medizinisches System. Ayurveda ist aber ein Veda des Lebens, zu dem auch Erkrankungen gehören. Das Leben hat eine Ordnung und ein System. Temporäre Zustände des Unwohlseins, kleinere Erkrankungen und Beschwerden sind Teil des Lebens. Sie sind ein Teil des sich stets wandelnden Kosmos. Das Veda des Lebens hilft uns zu verstehen, was das Leben ist, wie wir es im Zusammenspiel mit dem Kosmos organisieren und bewältigen können und wie wir Erkrankungen vermeiden oder aus der Krankheit wieder zur Gesundheit zurückfinden können.

Ayurveda lehrt uns, wie wir unser Leben mit maximal möglicher Energie für die maximal mögliche Zeitspanne leben können. Langlebigkeit, Sexualität und Verjüngung sind ebenso Teil des Ayurveda wie die Behandlung von Krankheiten. Die religiösen und zeremoniellen wie auch die kulinarischen Traditionen Indiens fußen auf den Richtlinien des Ayurveda zum Lebensstil. Sie dienen dem Erhalt der Gesundheit, der Verbesserung der Energiereserven und der Verhinderung und Behandlung kleinerer Erkrankungen.

Die traditionelle indische Küche ist so strukturiert, dass sie immer auch eine kleine Apotheke ist. Aber in den großen Metropolen Indiens geht diese Tradition verloren, und die meisten jungen Menschen können noch nicht einmal verschiedene Gewürze erkennen, von der Zubereitung von Hausmitteln ganz zu schweigen. Die Städter kaufen meist fertige Masalas (Gewürzmischungen), und so wachsen die Kinder ohne die grundlegende Weisheit der Ayurveda-Kochkultur und ihrer einfachen Heilmittel auf.

WIE SIE DIESES BUCH RICHTIG NUTZEN

Ich habe dieses Buch so geschrieben, dass Sie es auch ohne jegliches Vorwissen über Ayurveda nutzen können. Für diejenigen, die mit den Zutaten der ayurvedischen Küche nicht vertraut sind, habe ich ein Kapitel mit den in diesem Buch verwendeten Kräutern und Gewürzen angehängt. Dort werden die Gewürze und die Pflanzen, von denen sie stammen, genau beschrieben. Um das Auffinden der richtigen Zutaten zu erleichtern, sind auch die lateinischen und Hindi-Bezeichnungen aufgeführt.

Im Folgenden finden Sie einen kurzen Einblick in die Prinzipien des Ayurveda, die wichtigsten Begriffe und die Beziehung zwischen Mensch und Kosmos. Da dieser kosmologische Ansatz so völlig anders ist als die moderne westliche Medizin, sollen Ihnen diese Seiten helfen, den größeren Zusammenhang zwischen unserem Sein und dem Kosmos zu verstehen.

GRUNDPRINZIPIEN DES AYURVEDA

Wie im Zitat meines Ayurveda-Gurus (Lehrers) beschrieben, ist der gesamte Kosmos eine Einheit. Alles, was in ihm existiert, folgt denselben Prinzipien. Das System aller Lebewesen ist wie ein kleiner Kosmos in sich, der beständig im Austausch mit dem größeren Kosmos steht und von seinen stetigen Wandlungen beeinflusst wird. Wir sind Teil dieses Kosmos, der ein sich ewig wandelndes Ganzes ist. Um gesund zu bleiben, müssen wir mit der Natur Schritt halten und uns auf diese Wandlungen einstellen. Normalerweise verfügt jedes Lebewesen intuitiv über diese Fähigkeit und muss nicht erst lernen, dem Rhythmus des Kosmos zu folgen. Wir Menschen aber sind von der natürlichen Lebensweise abgewichen, und unser intuitives Wissen wird durch unser stark von äußeren Mechanismen bestimmtes Leben unterdrückt. Festgefahrene Ideen und rigides Leben und Denken passen nicht zur Realität eines sich stets wandelnden Kosmos. Das macht Menschen körperlich und geistig krank. Die natürlichen Körperfunktionen wie Schlaf, Hunger, Durst und Ausscheidung funktionieren dann nicht mehr richtig, und damit ist der Grundstein für eine schlechte Gesundheit gelegt.

Lassen Sie uns daher versuchen, den menschlichen Körper und die Wirkungsweise der drei dynamischen Kräfte zu verstehen, die für alle körperlichen und geistigen Funktionen verantwortlich sind.

VATA »entstammt den Elementen Äther und Luft und ist für Körperbewegungen und geistige Aktivität, Blutzirkulation, Atmung, Ausscheidung, Sprache, Empfindung, Tastsinn, Hören und Gefühle (Angst, Trauer, Beklemmung, Begeisterung etc.) verantwortlich, aber auch für natürliche Triebkräfte, die Bildung des Fötus sowie die Ausübung und Dauer des Geschlechtsakts.

PITTA »entstammt dem Feuer und ist verantwortlich für Sehen, Verdauung, Hunger, Durst, Wärmeregulierung, Sanftheit und Glanz, Fröhlichkeit, Intellekt und sexuelle Spannkraft.

KAPHA »entstammt Wasser und Erde. Es bestimmt den Körperbau und ist verantwortlich für Geschmeidigkeit, Bildungsfähigkeit, Beständigkeit, Schwerfälligkeit, Stärke, Geduld, Zurückhaltung, das Fehlen von Habgier und sexueller Sekrete, aber auch für die sexuelle Potenz.

DIE FUNKTIONSWEISE DES KÖRPERS

Die Funktion der drei Vitalenergien ist aufeinander abgestimmt. Sehr vereinfacht gesagt, ist Vata das Verteilungssystem des Körpers. Alle Funktionen, die mit Bewegung zusammenhängen, werden von Vata erledigt. Pitta ist das Wärmeregulierungssystem des Körpers und erzeugt Energie aus der Nahrung, die wir essen. Diese Energie wird dann von Vata im ganzen Körper verteilt. Kapha stellt das Baumaterial des Körpers. Es erzeugt alle Sekrete und ist für den Bau neuer Zellen verantwortlich. Beispielsweise ist die Produktion der Verdauungssäfte eine Funktion von Kapha. Es ist aber auch verantwortlich für das Wachstum des Fötus im Mutterleib und für die ständige Zellerneuerung des Verdauungstrakts und der Haut.

Die Lebensenergien werden ständig beansprucht und durch unsere Atmung und Nahrung wieder aufgefüllt. Durch Atmen erhalten wir die kosmische Energie, Prana Shakti (Kraft). Die Luft, die wir atmen, enthält nicht nur Sauerstoff, damit unser Herz pumpen kann, sondern tagsüber auch das Licht und die Wärme der Sonne, die zarte Energie der Nacht, den besonderen Duft jeder Jahreszeit und so weiter. So nehmen wir mit dem Atem alle fünf Elemente des Kosmos in Form feinstofflicher Energie auf. Daher ist es wichtig, richtig zu atmen und einige grundlegende Pranayama-Praktiken zu erlernen, die Kunst des bewussten und kontrollierten Atmens, wie sie im Yoga gelehrt wird.

Damit wir die drei Lebensenergien wieder auffüllen können, versorgt uns unsere Nahrung mit den fünf Elementen, denn jede Geschmacksrichtung (Rasa) unserer Nahrung besteht aus zwei der grundlegenden Elemente.

Die Ausgewogenheit der fünf Elemente ist wichtig für den Kosmos, da stürmische Winde, Feuersbrünste, Fluten und Erdbeben zerstörerisch sind. Ebenso sollten auch die drei Doshas im Körper ausgeglichen sein, damit unser Körper gesund und in Harmonie bleibt. Die Balance der Doshas kann aber durch Wetter, Klima, den geographischen Standort, die Art zu leben und zu denken etc. gestört werden. Die Natur gleicht dieses Ungleichgewicht dann wieder aus. Gesund bleiben nach der Lehre des Ayurveda bedeutet: der Natur helfen, das Gleichgewicht zu halten.

DIE INDIVIDUELLE KONSTITUTION DES MENSCHEN (PRAKRITI)

Menschen unterscheiden sich in ihrem Äußeren. Keine zwei Menschen sehen gleich aus. Genauso haben wir alle auch ein »inneres Gesicht«, das bei jedem verschieden ist und das sich im Ayurveda Prakriti nennt. Wir alle werden mit einer unterschiedlichen Grundkonstitution (Prakriti) geboren. Prakriti beschreibt dabei die wesentlichen Handlungsweisen und Reaktionen und das grundlegende Verhalten eines Menschen, seine »innere Identität«. Und ebenso wie es zahllose Variationen des menschlichen Aussehens gibt, existieren auch unendlich viele verschiedene Grundkonstitutionen des Menschen.

Das Prakriti eines Menschen wird dabei von einem oder zwei Doshas bestimmt. Es gibt sieben Grundtypen von Prakriti: drei, bei denen jeweils ein Dosha dominant ist, drei, bei denen zwei Doshas gemeinsam dominieren, und die siebte, bei der alle Doshas ausgeglichen sind (Samdosha).

Die zahllosen Variationen bei jedem der sieben Grundtypen des Prakriti ergeben sich aus

› der unterschiedlich starken Dominanz eines Dosha,
› der Gewichtung der beiden Doshas bei einem gemischten Prakriti und
› der unterschiedlichen wesentlichen körperlichen und geistigen
› Energie, die wir aufgrund unseres früheren Karmas von Geburt an mitbringen.

Die Energiemenge oder Fähigkeit, mit der ein Mensch geboren wird, sorgt für Variationen. Unterscheidet man bei einem Menschen mit einem dominierenden Dosha auf einer Skala mit Werten von 0,1 bis 100 die feineren Subtypen, so erhält man unzählige Arten von Prakriti. Dazu kommt noch die nach derselben Skala bemessene Stärke des dominierenden Dosha. Bei den gemischten Prakritis wird das Verhältnis der beiden dominierenden Doshas zueinander ebenso bemessen.

Um dieses Buch nutzen zu können, muss der Leser aber vor allem wissen, dass unsere Individualität durch unser Prakriti ebenso bestimmt wird wie durch unser Äußeres. Die Natur bestimmt, ob wir langsam oder schnell handeln und reagieren, ob uns mehr oder weniger warm ist und wie viel wir essen und schlafen. Wir sollten diese Unterschiede respektieren. Prakriti ist die natürliche Balance, die uns die Natur gegeben hat und mit der wir uns unser Leben lang wohl fühlen. Es ist von Geburt an da und begleitet uns bis zum Tod.

DIE MERKMALE DER DOSHAS

Um das Prakriti bestimmen zu können, muss man die Merkmale der einzelnen Prakritis genau kennen. Normalerweise ist dies recht einfach, wenn man sich ein Basiswissen über die Prakritis zulegt und das eigene Verhalten und Handeln genau beobachtet. Da die Einzelheiten in diesem Buch aber zu weit führen würden, lade ich den Leser ein, Näheres zu diesem Thema meinen anderen Büchern zu entnehmen. Dennoch möchte ich kurz die wichtigsten Merkmale aller Doshas vorstellen, um Ihnen das Konzept des Prakriti verständlich zu machen und Ihnen zu verdeutlichen, was passiert, wenn es eine Abweichung davon gibt.

TABELLE 1: KÖRPERLICHE MERKMALE UND WESENSZÜGE EINES MENSCHEN MIT VATA-PRAKRITI

1.	Unverträglichkeit von Kälte, schnelles Frieren
2.	Agil
3.	Schnelle und ausladende Bewegungen
4.	Rasches Handeln
5.	Trockene Haut
6.	Trübe Augen und eher matter Teint
7.	Kräftiges Haar und kräftige Nägel
8.	Hervortretende Adern
9.	Neigung zur Besorgtheit und Ängstlichkeit; Tendenz, Gefühle schnell zu zeigen
10.	Leichte Reizbarkeit

TABELLE 2: KÖRPERLICHE MERKMALE UND WESENSZÜGE EINES MENSCHEN MIT PITTA-PRAKRITI

1.	Unverträglichkeit für Hitze
2.	Gewöhnlich gerötetes Gesicht
3.	Empfindliche Organe
4.	Neigung zu Leberflecken, Sommersprossen und Pickeln
5.	Glänzende Haut und gerötete Augen
6.	Übermäßiger Hunger und Durst
7.	Neigung zu Haarausfall
8.	Körpergeruch
9.	Neigung zu Unduldsamkeit und geringer Ausdauer
10.	Besonders bei Hunger Tendenz zum Aufbrausen

TABELLE 3: KÖRPERLICHE MERKMALE UND WESENSZÜGE EINES MENSCHEN MIT KAPHA-PRAKRITI

1.	Langsam in Handlungen und Sprache
2.	Gleichmäßige Bewegungen
3.	Kräftiger Körperbau mit starken Bändern
4.	Klare Augen, klare Gesichtszüge, reiner Teint
5.	Geringer Hunger, Durst und geringe Schweißbildung
6.	Neigung zur Unordnung
7.	Verspätete sexuelle Initiation
8.	Langsame Entscheidungsfindung
9.	Duldsamkeit und Toleranz
10.	Allgemeine Zufriedenheit

Wenn Sie das Konzept des Prakriti verstanden haben, müssen Sie lernen, es zu bewahren und ein Ungleichgewicht – Vikriti – zu vermeiden.

VIKRITI: DIE VERÄNDERUNG VON PRAKRITI

Prakriti ist die grundsätzliche Natur des Körpers. Die Natur hat die Tendenz, geordnet und gesund zu sein. Aufgrund äußerer Faktoren wie Wetter, Klima, Stress, falsche Ernährung etc. kann Prakriti aber in Vikriti umschlagen, einen ungesunden Zustand des Ungleichgewichts. Von Natur aus versucht der Körper, zu seinem natürlichen Zustand des Prakriti zurückzukehren. Sind die störenden Faktoren aber zu stark und unterdrücken den natürlichen Zustand ständig, dann bleibt Vikriti länger erhalten. In diesem Fall benötigen wir geeignete Nahrung, Heilmittel und andere Maßnahmen, um Prakriti zurückzuerlangen. Bleibt der Zustand des Ungleichgewichts jedoch zu lange unbeachtet, können Erkrankungen und andere Störungen entstehen.

Vikriti ist ein Zustand, den wir ungefähr so beschreiben: »Keine Ahnung, warum, aber ich fühle mich nicht wohl.« Dies sind subjektive Symptome des Unwohlseins im Gegensatz zu objektiven Symptomen wie etwa Fieber oder Bauchschmerzen. Beispielsweise kann windiges Wetter Vata-Vikriti auslösen. Man fühlt sich steif, hat Verstopfung, einen trockenen Hals oder ist unruhig. Heißes Wetter hingegen kann Pitta-Vikriti hervorrufen. Dabei schwitzt man viel, leidet beispielsweise an Körpergeruch, unnormalem Hunger und Durst, Ausschlägen, Pickeln. Kaltes und regnerisches Wetter kann zu Kapha-Vikriti mit Schläfrigkeit, süßem Geschmack im Mund, übermäßiger Speichelbildung usw. führen.

Je nach Prakriti vertragen wir die unterschiedlichen Wetterlagen und andere externe Faktoren oder Umstände besser als andere. So sind Personen mit Vata-Prakriti beispielsweise empfindlicher für stürmisches Wetter als Menschen mit Pitta-Prakriti. Diese sind aber ihrerseits empfindlicher gegenüber extremer Hitze als Menschen mit Vata-Prakriti. Langanhaltende Kälte und regnerisches Wetter beeinträchtigen Menschen mit Kapha-Prakriti stärker als die anderen Konstitutionstypen.

Zum besseren Verständnis und zur leichteren Verwendung dieses Buchs finden Sie in der nebenstehenden Tabelle die verschiedenen Vikriti-Symptome.

TABELLE 4: SYMPTOME FÜR STÖRUNGEN (VIKRITI) DER DREI DOSHAS

VATA

STÖRUNG

- Steifer Körper beim morgendlichen Aufstehen
- Verstopfung oder harter, dunkler Stuhl. Der Urin ist grau oder trüb
- Trockene Haut trotz häufigen Einölens
- Blasser, fahler Teint und trübe Augen
- Trockener Hals und häufiges Bedürfnis, etwas zu trinken, auch während der Nacht
- Ruheloser Schlaf oder Schlafstörungen
- Häufiges Gähnen und Schluckauf
- Erschöpfung, die nach Ruhe und Schlaf oder einem heißen Bad verschwindet
- Unduldsamkeit und geringe Ausdauer
- Häufige Gereiztheit und Ungeduld

PITTA

STÖRUNG

- Starkes Schwitzen und Körpergeruch
- Gelber bis dunkelgelber Urin und dünner Stuhl
- Gerötete Augen
- Geröteter Teint und Ausschläge oder Pickel
- Unnormaler Hunger und Durst. Exzessives Essen setzt aber nicht an.
- Häufige Magenprobleme
- Häufiges Auftreten von Pickeln, Herpes oder Bläschen und rissiger Haut
- Gefühl der Überhitzung
- Unzufriedenheit
- Häufige Wutausbrüche

KAPHA

STÖRUNG

- Aufwachschwierigkeiten am Morgen. Schweregefühl und der Wunsch, den gesamten Tag zu schlafen. Den Tag über anhaltende Schläfrigkeit
- Weißlicher Urin und Stuhl, weißliche Augen
- Weißlicher Teint ohne Glanz und feuchte Haut
- Süßlicher Geschmack im Mund
- Übermäßiger Speichelfluss
- Häufiges Kältegefühl
- Kitzeln im Hals
- Gelegentlich Übelkeit
- Trägheitsgefühl
- Gelegentlich Niedergeschlagenheit und Depressionen

PRAKRITI DURCH AUSGEWOGENE ERNÄHRUNG UND HEILMITTEL BEWAHREN

Wie bereits beschrieben, gibt es unzählige Prakriti-Subtypen. Jeder Mensch ist individuell und hat sein ganz eigenes Gleichgewicht. Wir sind gesund, wenn wir dieses uns eigene Gleichgewicht halten. Gerät es in Schieflage, nimmt unser Unwohlsein zu, und schließlich werden wir anfällig für Krankheiten. Zum Erhalt des Gleichgewichts sollte man nach bestimmten Prinzipien leben und mit kosmischen Faktoren wie Zeit und Raum (Kala und Desha) im Einklang sein. Dies ist allerdings nicht Thema dieses Buchs; hier soll es um einfache Hausmittel gehen. Denn im Ayurveda sind neben dem Gleichgewicht der Doshas und dem Erhalt des eigenen Prakriti auch eine ausgewogene Ernährung und geeignete Heilmittel wichtig.

Dass Menschen unterschiedlicher Prakritis unterschiedliche Ernährung oder unterschiedliche Heilmittel benötigen, ist ein im Ausland häufig anzutreffendes Missverständnis. Um aus dem Zustand des Vikriti (Ungleichgewicht) wieder zu Prakriti zurückzugelangen, sind normalerweise keine spezifischen Heilmittel nötig. Ausgewogene Ernährung, Erholung und Schlaf bringen uns auf natürlichem Weg wieder zu Prakriti. Nur wenn das Vikriti sehr stark ist, sind neben einer ausgewogenen Ernährung auch spezielle Mittel nötig.

In Büchern und im Internet finde ich immer wieder Ayurveda-Anhänger, die behaupten, jedes Prakriti erfordere eine eigene Ernährung und spezielle Heilmittel. Das ist falsch und unlogisch, denn bei der Unzahl verschiedener Prakritis hieße dies, dass man Millionen unterschiedlicher Nahrungs- und Medikamentenversionen zubereiten müsste. Wenn das so wäre, müsste ich mir nicht die Mühe machen, ausgewogene Mittel für dieses Buch zusammenzustellen. Dann wäre es einfach, zu sagen, welches Heilmittel bei welchem Leiden hilft und wie oft man es nehmen soll. Zudem gibt es Mittel, die gegen mehrere Symptome helfen und dementsprechend in anderer Häufigkeit und auf unterschiedliche Art und Weise eingenommen werden. Ein und dieselbe Zutat kann in unterschiedlicher Zubereitung und Dosis gegen ganz unterschiedliche Leiden eingesetzt werden.

Die Pharmakologie des Ayurveda ist sehr umfangreich, und seine Mittel sind nach logischen Grundsätzen zusammengesetzt. Neben einigen aktiven Substanzen gibt es viele Zusatzstoffe, die ohne jegliche Nebenwirkungen für Ausgewogenheit sorgen. Teils gibt es zusätzliche Empfehlungen (wie mehr zu trinken oder mehr Ghee zu essen).

Hier ein kurzes Beispiel, was ich mit der Ausgewogenheit eines Mittels meine: Kurkumamilch hilft gegen verschiedene Beschwerden. Es gibt zwei verschiedene Zubereitungen. Aus gutem Grund nehmen wir Kurkuma immer mit Milch oder Ghee ein und nicht nur das Pulver: Milch und Ghee haben nach ayurvedischer Lehre kühlende Eigenschaften, die das Kurkuma ausgleichen. Ich werde häufig gefragt, ob man statt Kuhmilch auch Sojamilch verwenden kann. Soja ist von seiner Natur her heiß, und das gilt auch für Sojaprodukte wie Sojamilch. Sie hätte also den gegenteiligen Effekt der Kuhmilch und würde als unerwünschte Nebenwirkung eine Pitta-Störung bzw. Vikriti auslösen.

KRANKHEIT UND THERAPIE IM AYURVEDA

DREI ARTEN VON ERKRANKUNGEN

Das klassische Ayurveda unterscheidet drei Arten von Erkrankung:

1. Leiden, die von einem Ungleichgewicht der Doshas herrühren. Sie sind vorwiegend lebensstilbedingt.
2. Leiden, die durch externe Faktoren wie Viren, Bakterien, Gifte, Unfälle etc. verursacht werden.
3. Psychische Erkrankungen, die durch unerfüllte Wünsche oder die Konfrontation mit Unerwünschtem entstehen.

———— •• • •• ————

Diese drei Erkrankungsarten hängen zusammen, denn die erste Art kann den Menschen empfänglicher für die beiden anderen machen. Gleichermaßen führen die zweite und dritte Art zu einem Ungleichgewicht der Doshas.

Ayurveda sieht einen starken Zusammenhang zwischen dem Denken und der Erkrankung. Unzufriedenheit und Frustration machen krank. Es gibt drei Eigenschaften des Denkvermögens oder des Geistes: den aktiven (Rajas), den trägen, der jegliche Aktivität stoppt (Tamas), und den zufriedenen, harmonischen und friedlichen Zustand (Sattva). Neben den drei Lebensenergien müssen auch diese drei Geisteszustände im Gleichgewicht sein, will man gesund bleiben. Ein von Rajas und Tamas bestimmtes Leben benötigt Sattva für die innere Ruhe und Harmonie.

3 ARTEN DER THERAPIE

Im Ayurveda gibt es drei Arten der Therapie: rational, mental und spirituell. Sie sollten gleichzeitig angewendet werden, man kann sie nicht unabhängig voneinander anwenden. Neben konkreten Heilmitteln umfasst die rationale Therapie Tipps zur besseren Lebensführung, therapeutisches Yoga, verschiedene Wärmebehandlungen, Salbungen etc. Die mentale und spirituelle Therapie sind ein wichtiger Teil der ayurvedischen Therapeutik. Dabei liegt viel Gewicht auf Natur und Spiritualität. Das Atharva Veda ist die erste Schrift des Ayurveda. Die folgenden Zitate daraus belegen, wie viel Wert schon in alter Zeit auf die gleichzeitige Anwendung von rationaler, mentaler und spiritueller Therapie gelegt wurde.

Voller Lebenskraft, o Haridre! (Kurkuma), bist du die beste aller Medizinen, so wie die Sonne am Tag und der Mond in der Nacht.

O Sonne, lass uns frei von den Krankheiten sein, die aus den drei Lebenskräften (Tridosha) entstehen … O Sonne, lass diesen Menschen frei von Kopfschmerzen sein und von mit Kapha verbundenen Krankheiten, die alle Teile seines Körpers befallen haben. Lass diesen Menschen frei sein von aus Regen und Wasser bestehendem Kapha, frei von aus Luft bestehendem Vata, frei von Fieber etc. durch gestörtes Pitta. Mögen diese Gruppen von

Krankheiten den Menschen verlassen und in die Wälder und auf einsame Berge ziehen.

Später in der Geschichte des Ayurveda, vor 2600 Jahren, schrieb der große Gelehrte Charaka in seinem Werk *Charaka Samhita* Folgendes: *Einbildung, Angst, Wut, Habgier, Ignoranz, Tiefenrausch und Verwirrung, unter einem Zauber stehend vollzogene Mühen und andere, aus Rajas (aktive Eigenschaften des Geistes) und Tamas (reglose Eigenschaften des Geistes) entstandene Handlungen gehen auf intellektuelle Fehler (Pragyapradha) zurück und lösen Krankheiten aus.* (Sarirasthanam)

Menschen mit dominantem Sattva (innere Ruhe und Frieden) haben ein gutes Gedächtnis, sind hingebungsvoll, dankbar, gelehrt, rein, mutig, begabt, entschlossen … angstfrei, handeln und denken zielgerichtet und ernsthaft und beteiligen sich häufig an tugendhaften Vorhaben. (Vimansthanam)

INNERE UND ÄUSSERE REINIGUNG

Nach ayurvedischer Lehre führt die Anhäufung von Unreinheiten im Körper zu Erkrankungen. Daher gibt es reinigende Rituale für jeden Tag *(Dincharya)*. Dazu gehören einfache Dinge wie das Trinken von einem Glas heißem Wasser am Morgen, ein Spaziergang, Yoga, regelmäßiger Stuhlgang zwei Mal täglich etc. Zur äußeren Reinigung bzw. Körperpflege gehören die Reinigung von Mundhöhle, Ohren, Nasen-Rachen-Raum, Anal- und Vaginalöffnung, das morgendliche Bad und das Einölen des Körpers sowie viele andere kleine, einfache Routinen. Alle sechs Monate, zum Ende von Sommer und Winter (September/Oktober und März/April), wird eine innere Reinigung (Panchakarma) empfohlen.

RASAYANA

Rasayanas oder regenerierende Mittel sind Substanzen oder Gruppen von Substanzen mit besonderen, sehr starken Eigenschaften und Rasas (Essenz und Lebenskraft). Rasayanas stärken das Immunsystem und die Lebenskraft (Ojas) des Körpers und wirken regenerierend. Der Ayurveda empfiehlt die regelmäßige Einnahme von Rasayanas, um Energie und Langlebigkeit zu fördern und Jugend und Vitalität zu erhalten. Viele Gewürze sind Rasayanas. Knoblauch, Ingwer, Kreuzkümmel, Fenchel, Langer Pfeffer (Pippali) sind nur einige Beispiele. Um ihre regenerierende Wirkung zu entfalten, müssen sie allerdings in der korrekten Kombination und Dosis eingenommen werden.

Zusammenfassend lässt sich sagen, dass richtige Atmung, geeignete körperliche Aktivitäten wie Sport und Yoga zur Öffnung der Srotas bzw. Energiekanäle, eine ausgewogene Ernährung mit allen Rasas, die Anwendung von Rasayanas, die richtige Entleerung, innere und äußere Reinigung, ein ausgeglichener Gemütszustand und zufriedenes Lebensgefühl (Santosha) wichtige Faktoren der Gesundheit sind. All diese Faktoren helfen, Prakriti zu bewahren und die Abwehrkräfte des Körpers zu stärken. Bei kleineren Erkrankungen sollte man den Körper mit milden Naturheilmitteln behandeln und ihm Zeit geben, auf natürliche Weise zu heilen.

NAHRUNG ODER ARZNEIMITTEL?

In diesem Buch werden 135 Heilmittel beschrieben, die alle aus Küchenzutaten bestehen. Viele von Ihnen benutzen diese Gewürze zum Kochen. Für die heilende Anwendung darf man aber den Unterschied zwischen Medizin und Nahrung nicht vernachlässigen. Wenn alltägliche Gewürze wie Knoblauch, Ingwer, Kreuzkümmel, Kardamom, Gewürznelken als Heilmittel dienen, haben sie erstens eine bestimmte Dosis, die meist höher ist als bei der Verwendung als Gewürz. Zweitens werden die Gewürze auf bestimmte Weise und in bestimmter Kombination zubereitet, damit die Wirkung des Heilmittels ausgewogen ist und

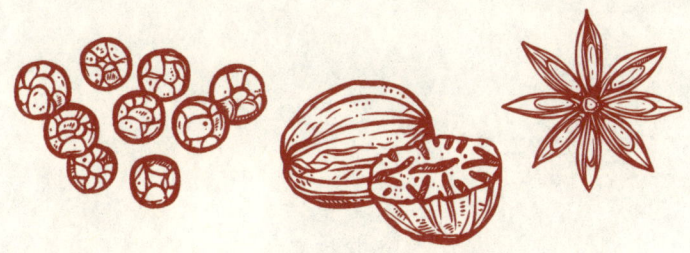

keine Nebenwirkungen hat. Drittens beeinflusst die Art der Zubereitung die Eigenschaften einer Substanz. So wird Ajwain beispielsweise zu ganz unterschiedlichen Zwecken entweder mit Zitrone oder Joghurt kombiniert oder als Tee gereicht. Und schließlich sind die Dosis und Häufigkeit der Einnahme eines Heilmittels entscheidend. Im Ayurveda kommt es zudem auf den genauen Zeitpunkt der Einnahme an. Selbst die Grundlage allen Lebens, Wasser, wird je nach Zweck unterschiedlich verabreicht. Gleich im ersten Kapitel erfahren Sie beispielsweise, wie das Trinken von Wasser zu bestimmten Zeiten und auf bestimmte Art und Weise bei der Entgiftung des Körpers helfen kann. Trinkt man dasselbe Wasser aber zum Essen, wirkt es schädlich.

Die Ausgewogenheit spielt auch in der ayurvedischen Ernährung eine wichtige Rolle. Die Ernährungsprinzipien, die dieses Buch erklärt, wirken bei vielen Menschen heilend. Dazu sollte man die Hinweise, die zu jedem Mittel gegeben werden, aber genau beachten.

Unsere Gesundheit liegt in unseren eigenen Händen. Dieses Buch möchte Ihnen helfen, Dinge zu vermeiden, die uns krank machen, und kleinere Beschwerden sofort mit natürlichen Mitteln und vorbeugenden Maßnahmen zu heilen. Wer möchte nicht gesund und voller Energie sein? Wir sollten uns klarmachen, dass ein wenig Fürsorge und harte Arbeit uns dazu verhelfen können. Im Ayurveda hat Gesundheit erste Priorität im Leben. Sie hintanzustellen, weil wir »keine Zeit« haben, macht uns auf lange Sicht krank, und wir verlieren nur dabei: die Freude am Leben, Zeit und Geld.

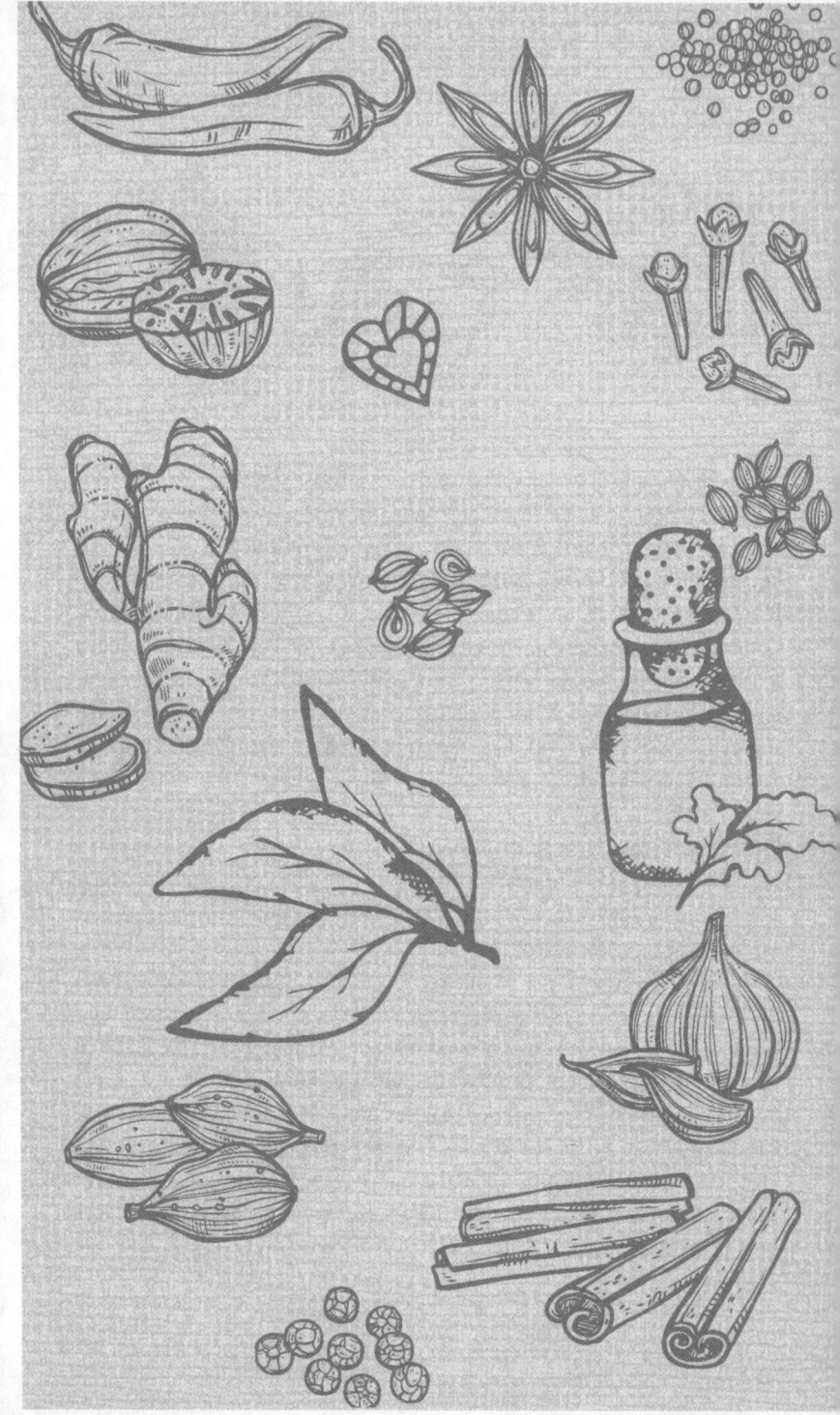

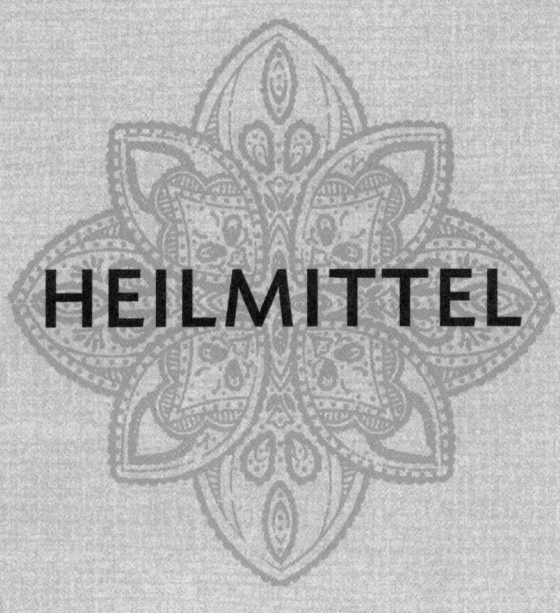

HEILMITTEL

ENTGIFTUNG DES KÖRPERS

Wir nehmen über die Nahrung und die verschmutzte Luft zahlreiche Toxine in uns auf. Lebensmittel werden mit Hilfe chemischer Dünger und Pestizide erzeugt und anschließend mit allen möglichen Geschmacksverstärkern, künstlichen Farbstoffen, Aromen und Konservierungsmitteln behandelt. Auch über Seife, Shampoo und Zahnpasta gelangen Toxine in den Körper. Dazu kommen noch natürliche Giftstoffe von Insekten, Würmern und manchen Pflanzen. Viele von uns lagern durch schädliche Essgewohnheiten, vor allem durch zu häufiges und zu reichliches Essen, Toxine ein. So kommt es zu Amadosha, einer Vergiftung durch unverdaute Speisereste im Magen in Form einer dickflüssigen Paste (Ama). Durch die Verdauungsprozesse im Körper und die damit verbundenen aggressiven Verdauungssäfte baut Ama Toxine auf. Diese Toxine belasten Blut, Lunge und Haut. Manche Menschen reagieren unmittelbar und heftig auf diese Giftstoffe. Das ist gut so, denn so bemerken wir die Gefahr und können ihr ausweichen. In manchen Fällen bauen sie sich aber auch unbemerkt im Körper auf und verstärken so ihre Wirkung.

Der Ayurveda misst der äußeren und inneren Reinigung des Körpers, dem Meiden von Toxinen und einer regelmäßigen Entgiftung des Körpers große Bedeutung bei. Die halbjährliche Entgiftung Panchakarma wird heute rund um den Globus praktiziert. Ich möchte mich aber hier auf einige unkomplizierte Hausmittel beschränken. Für ein vollständiges Panchakarma braucht es ein solides praktisches und theoretisches Verständnis des Ayurveda. Informationen hierzu finden Sie in meinen anderen Büchern.

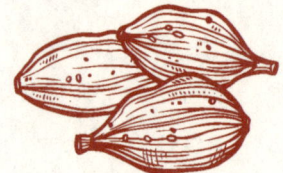

TÄGLICHE ENTGIFTUNG

Für die relativ unkomplizierte tägliche Entgiftung nimmt man drei Mal täglich Wasser, idealerweise heißes Kardamomwasser, zu sich. Die Wirkung des Wassers auf die drei Lebensenergien (Vata, Pitta und Kapha) variiert dabei von Ort zu Ort. Der Kardamom verleiht dem Wasser Ausgewogenheit.

KARDAMOMWASSER

3–4 geschälte und zerstoßene Kardamomsamen 2–3 Minuten in 1 l Wasser kochen. Sie können das heiße Wasser in einer Thermoskanne heiß halten oder in einem Krug auf Zimmertemperatur abkühlen lassen.

ZEITPLAN: Trinken Sie das heiße Wasser drei Mal täglich.
1. Trinken Sie die erste Dosis morgens nach dem Aufstehen auf nüchternen Magen und warten Sie eine halbe Stunde mit dem Frühstück.
2. Trinken Sie die zweite Dosis eine halbe Stunde vor dem Abendessen.
3. Trinken Sie die dritte Dosis vor dem Schlafengehen. Zwischen Abendessen und Schlafengehen sollten mindestens zwei Stunden Zeit liegen.

DOSIS: Die normale Einzeldosis beträgt 200 ml. Menschen mit einem Körpergewicht von über 70 kg sollten 300 ml trinken. Für Kinder beträgt die Dosis je nach Alter 100–150 ml.

WÖCHENTLICHE ENTGIFTUNG

Ich habe diese einfache Methode der regelmäßigen Entgiftung auf Basis der Svedana (Schwitzkur) des Panchakarma entwickelt und in mehreren Büchern beschrieben. Sie entgiftet nicht nur durch das Schwitzen, sondern entspannt auch extrem, lindert Stress und verbessert den Teint.

Sie erfolgt in drei Schritten und dauert etwa drei Stunden. Vermeiden Sie jedwede Zugluft und heizen Sie den Raum im Winter gut. Wärmen Sie Ihr Bett mit einer Wärmflasche vor.

SCHRITT 1: Massieren Sie sich mit kraftvollen Strichen mit heißem Öl (Sesamöl, Olivenöl, Ghee oder ein anderes Massageöl), so dass es gut in die Haut einzieht. Wiederholen Sie die Massage mehrfach, bis sich Ihr Körper mit Öl gesättigt anfühlt.

SCHRITT 2: Nehmen Sie ein 15- bis 30-minütiges Bad und geben Sie einige Tropfen ätherisches Öl (etwa Eukalyptus- oder Citronellaöl) ins Wasser. Sie können auch die folgende Mischung dafür verwenden.

DUFTENDER BADEZUSATZ

Fenchelsamen	1 EL
Gemahlene Gewürznelken	1 TL
Zimtpulver	1 TL

Alle Gewürze bei schwacher Hitze etwa 15 Minuten in 1 l Wasser kochen. Durch einen Filter abseihen und ins Badewasser geben.

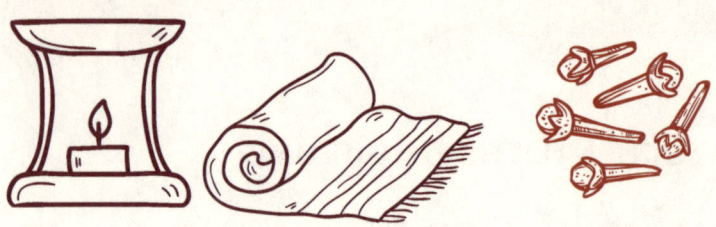

Alternativ können Sie Ihren Körper auch 15 bis 30 Minuten in heiße, nasse Handtücher einschlagen, die Sie in heißem Wasser einweichen, leicht ausdrücken und eng um den Körper wickeln. Damit der Körper eine gleichmäßige Wärmezufuhr erhält, müssen Sie mehr heißes Wasser bereithalten und die Handtücher schnell auswechseln, damit sie nicht auskühlen. Achten Sie darauf, dass Ihr gesamter Körper eingewickelt ist.

SCHRITT 3: Nach der Schwitzkur können Sie sich mit einer milden, ölhaltigen Seife abwaschen. Verwenden Sie kein Duschgel, da es meist die Haut austrocknet. Wickeln Sie sich in einen Bademantel ein. Stellen Sie sich eine Thermoskanne mit Ingwertee (oder dem »Wunder der Elf«-Tee aus diesem Buch) ans Bett. Trinken Sie etwas Tee und legen Sie sich mindestens 30 Minuten ins vorgewärmte Bett. Decken Sie sich zu, damit Sie schwitzen. Meist schläft man während dieser Zeit ein.

※ *Diese einfache Kur entgiftet nicht nur, sondern beruhigt auch den Geist, verbessert das Erscheinungsbild und balanciert Vata aus. Im modernen Leben dominieren Vata und Rajas, deshalb leiden wir an vielen Beschwerden, die auf ein chronisches Vata-Ungleichgewicht zurückgehen.*

MONATLICHE ENTGIFTUNG

Diese Entgiftungskur stammt aus dem ayurvedischen Panchakarma namens Virechana. Es spielt keine Rolle, ob Sie tatsächlich unter Verstopfung leiden. Die Kur wirkt auf das gesamte Verdauungssystem und den damit verbundenen Stoffwechsel.

Dies ist die einzige Kur, die keine ayurvedischen Küchengewürze und Kräuter verwendet. Ich habe sie trotzdem hier aufgenommen, weil Blockaden der Leber und des Darms viele gesundheitliche Probleme verursachen und die Aufnahme anderer Heilmittel verhindern. Wenn Sie sie zwei Mal durchführen und Ihren Körper danach nach den acht Prinzipien der ayurvedischen Ernährung rein halten, werden Sie großen Nutzen daraus ziehen.

ABFÜHRMITTEL

Hierfür nehmen Sie ein Mal im Monat ein leichtes Abführmittel wie Kassienblätter *(Cassia angustifolia)* oder Fruchtmus der Röhrenkassie *(Cassia fistula)* oder ein mildes Abführmittel aus der Apotheke. Kassienblätter erhält man in vielen europäischen Apotheken. Im Deutschen heißen sie Sanus-Blätter, im Französischen *Herbe à sene*. Nehmen Sie das Abführmittel vor dem Schlafengehen und halten Sie sich den nächsten Tag frei. In der Regel scheidet man bei dieser Kur 3 bis 4 Mal flüssigen Stuhl aus.

DOSIS: 5–10 g pulverisierte Sanus-Blätter, in heißem Wasser aufgelöst. Alternativ kochen Sie das Mus aus einem 12–15 cm langen Stück Frucht der Röhrenkassie (Amaltas) in heißem Wasser und trinken es. Die Dosis hängt vom Körpergewicht ab. Für Kinder nehmen Sie die Hälfte und für Kinder unter zwölf Jahren ein Drittel der Dosis. Trinken Sie den Aufguss 2 Stunden nach dem Abendessen und gehen Sie ins Bett.

HALBJÄHRLICHE ENTGIFTUNG

Hierfür nehmen Sie Substanzen ein, die den Körper reinigen. Im Ayurveda nennen wir sie Blutreinigungsmittel. Sie sind vor allem dann gut, wenn man häufiger mit Hautproblemen und Allergien zu kämpfen hat.

KURKUMAKUR

Das einfachste Hausmittel ist die regelmäßige Einnahme von Kurkuma-milch über 15 Tage hinweg.

KURKUMAMILCH

1–1½ TL reines Kurkumapulver oder die gleiche Menge frische Kurku-mapaste in 250 ml kochende Milch geben. 1 Minute kochen, dann nach Geschmack mit Kandiszucker süßen. Trinken Sie die Milch am besten heiß 15 Minuten vor dem Frühstück oder 2 Stunden nach dem Abend-essen.

DOSIS: Dieses Rezept ergibt eine Dosis. Nehmen Sie etwas mehr Kur-kuma, wenn Sie übergewichtig sind. Kinder bekommen die halbe Dosis, Säuglinge rund 50 ml.

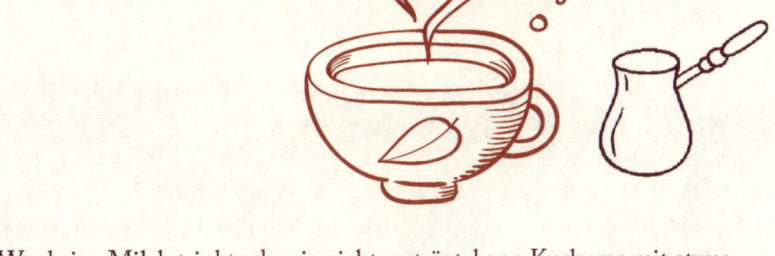

Wer keine Milch trinkt oder sie nicht verträgt, kann Kurkuma mit etwas Zucker in heißer Ghee rösten und in den oben beschriebenen Dosen einnehmen.

☀ *Kurkumapulver bekommt man fast überall, frische Kurkuma (die frischem Ingwer ähnelt) findet man im Naturkostladen.*
Kurkuma hilft nicht nur zur Blutreinigung. Sie wirkt auch entzündungs-hemmend, antibiotisch und fungizid, deshalb findet sich dieses Rezept auch an anderer Stelle in diesem Buch.

ENTGIFTUNG MIT ANDEREN BLUT-REINIGUNGSMITTELN

Dies ist eine Kombination von Wirkstoffen, die das Blut reinigen. Ich habe schon in einem früheren Buch mehrere dieser Rezepte aufgeschrieben, aber hier geht es ja um einfach herzustellende Hausmittel, und darauf ist dieses Rezept ausgerichtet.

MISCHUNG ZUR BLUTREINIGUNG

Kreuzkümmel	10 g
Gewürznelken	10 g
Bockshornkleesamen	10 g
Ajwain	10 g
Schwarzkümmel (Kalonji)	10 g
Kressesamen	10 g
Getrocknete Basilikumblätter	10 g
Muskat	10 g
Süßholz	30 g

Alle Zutaten trocknen, fein mahlen und gründlich mischen. Durchsieben und gröbere Stücke erneut fein mahlen.

DOSIS: Nehmen Sie 15 Tage lang täglich ¾ bis 1 TL vor dem Schlafengehen. Kinder nehmen die halbe Menge. Nehmen Sie das Pulver in den Mund und schlucken Sie es mit etwas zimmerwarmem oder lauwarmem Wasser.

☀ *Ajwain oder Königskümmel bedarf der Erklärung. Er ähnelt dem Thymian, ist aber sehr viel intensiver. Man verwendet nur die Samen der Pflanze. Beide enthalten Thymol. Indische Geschäfte verkaufen zwei unterschiedlich große Arten von Ajwain, die sich beide gleich gut eignen.*

Breiten Sie den Ajwain vor der Verwendung auf einem weißen Teller aus und achten Sie sorgfältig auf Verunreinigungen. Wenn Sie etwas anderes als die Samenkörner finden, müssen Sie sie gründlich waschen, weil sie für eine trockene Reinigung zu winzig sind. Bedecken Sie die Körner mit Wasser, so dass Steinchen und Erde zu Boden sinken, während die Körner auf dem Wasser schwimmen. Schöpfen Sie sie mit einem Sieb ab und breiten Sie sie auf einem sauberen Küchentuch aus, wo sie mehrere Tage trocknen müssen, damit sie haltbar werden. Sie brauchen Ajwain auch für andere Heilmittel.

ENTGIFTUNG NACH EINEM INSEKTENSTICH ODER KONTAKT MIT KLETTERNDEM GIFT-SUMACH

Manche Insektenstiche und -bisse sind schmerzhaft und können zu Fieber und Entzündungen führen. Außerdem gibt es diverse Pflanzen, deren Blätter bei Hautkontakt starke Irritationen auslösen können. Hier hilft ein Hausmittel.

1. Trinken Sie zwei Mal täglich die oben beschriebene Kurkumamilch.
2. Nehmen Sie ein Mal täglich das blutreinigende Pulver ein.
3. Tragen Sie die folgende Paste auf die Schwellung oder den Ausschlag auf.

MUSKATPASTE

Zerreiben Sie ein Stück Muskatnuss mit einigen Tropfen Milch auf einem flachen und rauhen Stein. Durch konstantes Reiben entsteht eine Paste. Sie müssen mehrmals einige weitere Tropfen Milch hinzugeben. Wenn Sie keinen passenden Stein haben, zermahlen Sie die Muskatnuss extrem fein und verrühren Sie ½ TL Pulver mit einigen Tropfen Milch zu einer nicht zu flüssigen Paste. Die Paste muss sehr fein sein, damit sie gut in die Haut einziehen kann. Tragen Sie die Paste auf den Stich oder Biss und die umgebende Haut auf. Schwellung und Schmerzen werden relativ schnell nachlassen.

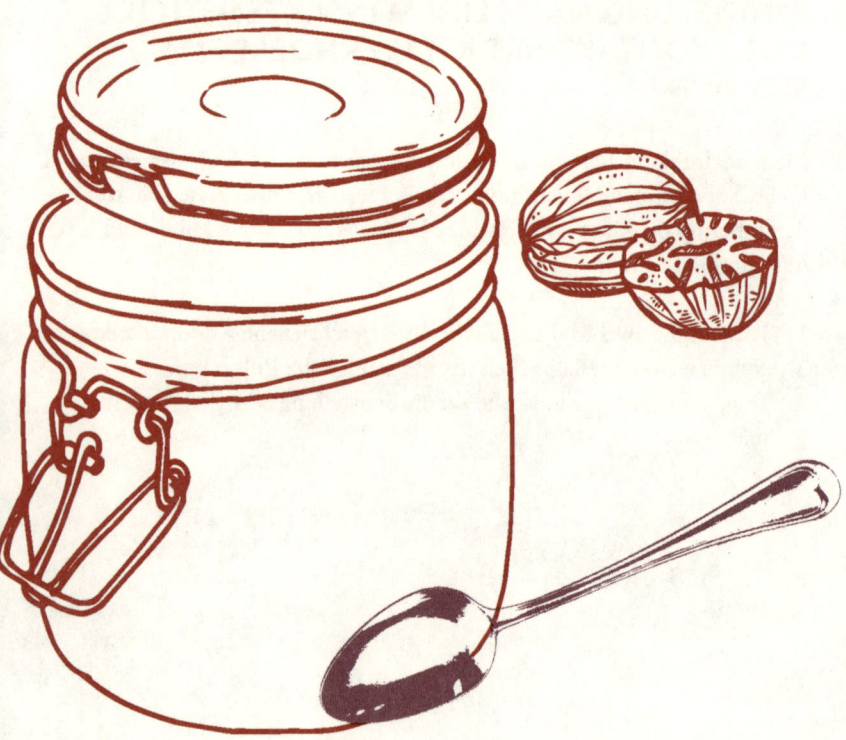

HILFE BEI MÜDIGKEIT UND ERSCHÖPFUNG

Chronische Müdigkeit ist die Ursache für viele Beschwerden und sollte deshalb unverzüglich behandelt werden. Anfangs hat man vielleicht nur gelegentlich Müdigkeitsanfälle, die auf ein Ungleichgewicht der drei Grundenergien (Doshas) zurückzuführen sind. Ein Ungleichgewicht kann durch plötzliche Wetterumschwünge, unregelmäßige Essgewohnheiten, besondere Umstände wie Reisen, zu viel Reden oder einen ungeregelten Lebenswandel entstehen. Der erste Schritt zur Heilung ist das Wissen um die Heilmittel und Kuren, die das Gleichgewicht wiederherstellen.

Bleibt das Ungleichgewicht unbehandelt und ignoriert man die Symptome, häufen sich die Erschöpfungszustände und führen zu Gereiztheit, Ärger und geistiger Verwirrung. Konstante Müdigkeit führt zu Erschöpfung und macht den Körper anfällig für Infektionen. Weitere häufige Ursachen für Erschöpfung sind Reizüberflutung, Schlafmangel und übermäßige körperliche Anstrengung. Es gibt aber auch chronische Erschöpfung durch Beschwerden wie Verdauungsstörungen und Lebensmittelunverträglichkeiten. Auch die Rekonvaleszenz nach einer Erkrankung geht mit Erschöpfung einher. Und konstante Unzufriedenheit und Pessimismus können ebenfalls zu Erschöpfung führen. Hält dieser Zustand an, leidet die Immunabwehr, und man wird anfällig für Infektionen.

Anfänglich sorgen ein Ungleichgewicht der Doshas oder große Sorgen für Müdigkeit und erschöpfen nach und nach die Reserven des Körpers, die man im Ayurveda Dhatus nennt. Bleibt diese Erschöpfung unbehandelt, erreicht man schließlich einen Zustand, in dem die Reserven komplett verbraucht sind (Dhatukshay oder Zerstörung der Dhatus), so dass der Körper keine Energie mehr besitzt, um seine Funktionen aufrechtzuerhalten. In diesem Zustand ist man nicht mehr in der Lage, sein Leben auf normale Art zu führen. Die moderne Medizin hat diesen Zustand in jüngerer Zeit als stressbedingt erkannt und nennt ihn »Burnout«. Für uns im Ayurveda stellt sich der Ablauf folgendermaßen dar.

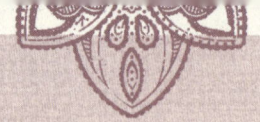

UNGLEICHGEWICHT DER GRUNDENERGIEN,
ÜBERANSTRENGUNG
ODER ZU VIELE SORGEN

MÜDIGKEIT
UNBEHANDELTE MÜDIGKEIT FÜHRT ZU

CHRONISCHER MÜDIGKEIT, DIE EIN GEREGELTES LEBEN
UNMÖGLICH MACHT UND ZU GEISTIGER VERWIRRUNG,
GEREIZTHEIT, WUT UND DEPRESSIONEN FÜHRT

ERSCHÖPFUNG DER KÖRPERLICHEN RESERVEN (DHATUKSHAY),
EIN ZUSTAND DES TOTALEN UNGLEICHGEWICHTS UND
ERSCHÖPFTER MENTALER UND PHYSISCHER ENERGIEN, DER
DAS LEBEN ZUM VÖLLIGEN STILLSTAND BRINGT

DAS GRUNDLEGENDE GLEICHGEWICHT AUFRECHTERHALTEN

VATA VIKRITI

SYMPTOME: Sie zeigen eines oder mehrere der folgenden Symptome: Verstopfung, trockener Rachen, steife Glieder, trockene Haut, Beklemmung, Müdigkeit, Schlafstörungen, Reizbarkeit.

MASSNAHMEN:
1. Trinken Sie immer heißes Wasser, am besten Kardamomwasser.
2. Führen Sie eine Ölsättigungsmassage mit warmem Öl, gefolgt von einem heißen Bad, durch, wie im vorigen Kapitel beschrieben.
3. Essen Sie warme und fettreiche Speisen mit vorwiegend süßen und sauren Geschmacksnoten. Meiden Sie scharfe, adstringierende und bittere Substanzen.
4. Nehmen Sie nur warme Speisen und Getränke zu sich und meiden Sie kaltes Essen und Trinken.
5. Trinken Sie bei einem Vata-Ungleichgewicht Basilikum-Süßholz-Tee.

BASILIKUM-SÜSSHOLZ-TEE

4–5 Basilikumblätter und ½ TL Süßholzpulver in ½ l Wasser geben. Aufkochen und abgedeckt bei schwacher Hitze etwa 5 Minuten köcheln lassen. Vom Herd nehmen und einige Minuten ziehen lassen. Durch einen Filter gießen und zwei Mal täglich trinken.

6. Wenn Ihr Vata-Ungleichgewicht durch Kälte verursacht ist und Sie steife und schmerzende Glieder haben, trinken Sie den folgenden Tee:

BASILIKUM-KARDAMOM-TEE

6–7 zerstoßene Kardamomsamen und 7–8 Basilikumblätter (Tulsi) 5 Minuten in ½ l Wasser einweichen. Abgedeckt bei schwacher Hitze 5 Minuten köcheln lassen. In zwei Portionen trinken.

7. Auch Ajwain oder Thymiantee helfen bei einer Vata-Störung. Geben Sie dazu ½ TL Ajwain oder Thymian in ½ l Wasser und lassen Sie den Tee fünf Minuten kochen.
8. Gegen ein Vata-Ungleichgewicht hilft auch, täglich eine Knoblauchzehe zu zerstoßen und mit ¼ TL Ghee zu schlucken. Trinken Sie hinterher nichts Kaltes.
9. Zerstoßen Sie jeweils 1 TL Kalonji und Kreuzkümmel mit 2 TL Kandiszucker. Teilen Sie die Mischung in sechs Portionen auf und nehmen Sie zwei Tage lang jeweils drei Portionen täglich. Sind die Symptome der Vata-Störung immer noch nicht verschwunden, wiederholen Sie die Kur.
10. Bei chronischem Vata Vikriti nehmen Sie das folgende Pulver ein.

VIERSAMENPULVER

Bockshornkleesamen	50 g
Ajwain	50 g
Gartenkressesamen	50 g
Kalonji (Schwarzkümmel)	50 g

Alle Zutaten säubern und fein zermahlen. Das Pulver gründlich vermengen und einen halben Teelöffel des Pulvers über 10–15 Tage drei Mal täglich einnehmen.

✹ *Dieses Heilmittel hilft auch bei vielen anderen Gesundheitsbeschwerden und wird an den entsprechenden Stellen genannt. Sie sollten immer einen Vorrat davon im Haus haben.*

PITTA VIKRITI

SYMPTOME: Mögliche Symptome sind überschüssige Wärme im Körper, Hautausschlag, Herpes oder Pickel, Magenverstimmung, saurer Geschmack im Mund, übergroßer Hunger oder Durst, übermäßiges Schwitzen, gelber Urin, Körpergeruch und Wutausbrüche.

MASSNAHMEN:
Trinken Sie keinen Alkohol und essen Sie einfache, nicht zu stark gewürzte und gesalzene Speisen. Meiden Sie Chilischoten, Pfeffer und andere brennende Speisen.

1. Meiden Sie Sonne und Nachmittagshitze.
2. Trinken Sie reichlich Wasser, kalte Milch und Lassi.
3. Baden Sie kalt und reiben Sie den Körper mit Ghee oder Kokosöl ein. Bei einem brennenden Gefühl in einzelnen Körperteilen Gewürznelken und Fenchelsamen zu gleichen Teilen zermahlen, mit etwas Wasser zu einer Paste verrühren und den betroffenen Bereich damit einreiben. Die Paste nach einer halben Stunde abwaschen.
4. Essen Sie Speisen mit vorwiegend süßen, bitteren und adstringierenden Geschmacksnoten wie Reis, Masur-Dal, Spinat, Möhren, Weißkohl, Kürbis, Zucchini, Aubergine, Karela (Bittermelone), Datteln, Bananen, Äpfel und Weintrauben, Papaya, kalte Milch, Ghee, Frischkäse (Panir), Fenchel, Gewürznelken, Koriander und Süßholz.
5. Bei gestörtem Pitta hilft eine Suppe aus Masur-Dal mit Ghee.

MASUR-DAL-SUPPE

Masur-Dal	100 g
Fenchelsamen	¼ TL
Kurkuma	¼ TL
Salz	nach Geschmack
Ghee	3 TL
Korianderblätter	1 EL

Den Dal mehrfach waschen und 15 Minuten einweichen. ½ l Wasser aufkochen, den Dal abgießen und hineingeben. Gewürze und Salz hinzugeben und abgedeckt bei schwacher Hitze 30 Minuten köcheln lassen. Von Zeit zu Zeit umrühren. Wird die Suppe zu dickflüssig, mehr Wasser hinzugeben und weiterkochen. Gegen Ende gehackten Koriander hinzugeben und vor dem Servieren die Ghee einrühren. Wenn Sie keine Korianderblätter bekommen können, nehmen Sie gemahlene Koriandersamen und geben Sie sie mit den übrigen Gewürzen hinzu.

DOSIS: Teilen Sie die Suppe in zwei Portionen auf und essen Sie sie zwei Mal am Tag.

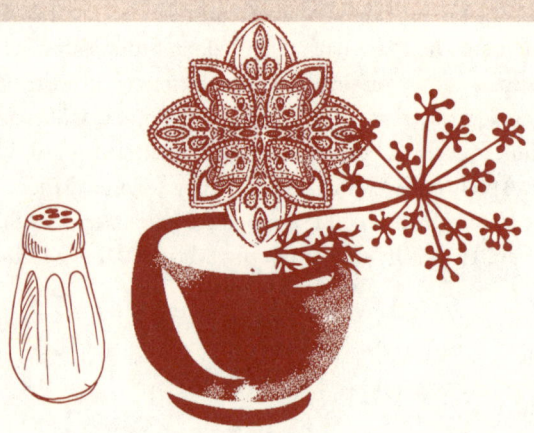

KAPHA VIKRITI

SYMPTOME: Eine oder mehrere der folgenden Symptome weisen auf eine Kapha-Störung hin: süßer Geschmack im Mund, übermäßige Speichelbildung, schaumiger Urin, klebriger Stuhl und großes Schlafbedürfnis. Gelegentlich treten auch ein Schweregefühl im Körper, Schläfrigkeit, Trägheit und Passivität auf.

MASSNAHMEN:
1. Meiden Sie ölige, fettige, salzige und schwer verdauliche Speisen. Kochen Sie mit wenig Olivenöl. Zwingen Sie sich zu Bewegung und verlassen Sie das Haus zu Spaziergängen oder anderen Aktivitäten, da mangelnde Bewegung die Störung verschlimmert.
2. Würzen Sie mit Ingwer, Knoblauch, Dillsamen, Kalonji, Bockshornkleesamen und Senfsaat.
3. Essen Sie nur frisch zubereitete Speisen.
4. Heiße Bäder und Dampfbäder helfen gut gegen Kapha Vikriti.
5. Zwingen Sie sich zu körperlicher Bewegung und machen Sie Spaziergänge. Halten Sie sich wach und schlafen Sie nie länger als acht Stunden pro Tag.
6. Gehen Sie aus dem Haus und treffen Sie sich mit anderen Menschen, statt träge zu Hause zu sitzen.
7. Sehen Sie nicht zu viel fern, da dies zu Störungen von Kapha und Vata führt.
8. Empfehlenswerte Speisen sind Sojabohnen, Kartoffeln, Kressesalat, Tomaten, Blumenkohl, Pfirsiche, Pflaumen, Zitrusfrüchte und Honig. Verzichten Sie auf Ghee und kochen Sie sparsam mit Sesam- oder Olivenöl. Essen Sie keinen Zucker oder zuckerhaltige Lebensmittel und süßen Sie lieber mit Kandiszucker oder Jaggery.
9. Essen Sie jeden Tag eine Knoblauchzehe mit etwas Honig.
10. Trinken Sie Tee aus Ingwer, Kardamom, Pfeffer und Basilikum.

PRÄVENTION UND KUREN

1. Essen Sie einfach, aber ausgewogen.
2. Essen Sie regelmäßig verschiedene Früchte und Gemüse.
3. Essen Sie warme Mahlzeiten, vor allem frisch zubereitete Gemüse-, Möhren- und Hühnersuppen.
4. Essen Sie pünktlich und niemals zwischendurch.
5. Machen Sie immer wieder Ruhepausen. Ist das nicht möglich, trinken Sie nach der Arbeit etwas Warmes und legen Sie sich für kurze Zeit hin.
6. Heiße Milch, wie die oben beschriebene Kurkumamilch, hilft gegen Müdigkeit.
7. Wenn Sie sehr müde und erschöpft sind, brauchen Sie ein starkes Heilmittel wie das folgende, das Ihnen Ihre Energie zurückgibt.

ENERGIESPENDER GEGEN MÜDIGKEIT

Im Ayurveda nehmen wir bei Müdigkeit verschiedene, Rasayanas genannte Stärkungsmittel. Dabei ist Rasayana ein Oberbegriff, unter dem Hunderte Formeln für Stärkungsmittel zusammengefasst sind. Ein Rasayana ist eine Substanz oder eine Mischung, die die Verdauung und Aufnahme fördert und Vitalität und Abwehrkraft (Ojas) stärkt.

Nehmen Sie die folgende einfache Zubereitung zwei Mal täglich, um Müdigkeit zu bekämpfen und Vitalität und Abwehrkraft zu stärken. Dieses Heilmittel spendet Ihnen Energie, Abwehrkraft und Vitalität. Sie werden Verbesserungen an Ihrem Schlafverhalten, Ihrer Sexualität und Ihrem Kreislauf feststellen. Es hilft auch bei kalten Händen und Füßen und verbessert den Teint im Gesicht. Dazu reguliert es Hunger, Durst und Wärmehaushalt des Körpers.

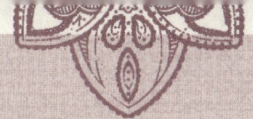

MÜDIGKEITS-RASAYANA

Koriandersamen	50 g
Kreuzkümmel	50 g
Bockshornkleesamen	50 g
Kalonji (Schwarzkümmel)	50 g
Ajwain	50 g
Fenchelsamen	50 g
Getrockneter Ingwer	50 g
Süßholz	50 g
Schwarzer Pfeffer	25 g
Langer Pfeffer (Pippali)	25 g
Gewürznelken	25 g
Zimt	25 g
Kardamom	25 g
Getrocknete Basilikumblätter (Tulsi)	25 g
Lorbeerblätter oder Zimtblätter	25 g

Alle Zutaten säubern und trocknen und die Kardamomsamen aus den Schoten lösen. Am besten trocknet man sie in der Sonne oder 1 Stunde bei schwacher Hitze im Backofen. In der Gewürz- oder Kaffeemühle mahlen und gut vermengen. Das Pulver durchsieben und gröbere Teile erneut fein mahlen.

Damit die Mischung sich hält, verrührt man sie am besten gründlich mit einem guten Honig. Für das obige Rezept benötigen Sie etwa 2½ kg Honig, um eine dickflüssige Paste zu erhalten. Bewahren Sie sie gut verschlossen in einem Schraubglas auf.

DOSIS: Ein voller TL drei Mal täglich bei extremer Müdigkeit. Zur Stärkung von Vitalität und Abwehrkraft nehmen Sie 1 TL täglich. Kinder nehmen je nach Alter ¼ bis ½ TL täglich.

☀ *Falls Sie die eine oder andere Zutat nicht bekommen können, lassen Sie sie einfach weg. Sie können diese Pulvermischung auch als Gewürz verwenden.*

WEITERE HAUSMITTEL ZUM ERHALT DER ENERGIE

Hier ist ein einfacher Energiespender, wenn Zeit und Kraft für die Zubereitung eines anderen Rasayanas fehlen.

KREUZKÜMMEL MIT KANDISZUCKER

Kreuzkümmel	1 TL
Kandiszucker (Mishri)	1 TL

Den Kreuzkümmel 30 Sekunden in der heißen Pfanne rösten. Beide Zutaten gemeinsam zu einem Pulver zermahlen und zwei Mal täglich in zwei Portionen einnehmen. Kinder nehmen die Hälfte dieser Dosis.

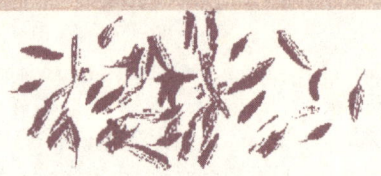

SAFRAN (KESAR) ALS RASAYANA

Verwenden Sie nur hochwertigen, echten Safran, der unter anderem in Kaschmir, Spanien und Südfrankreich angebaut wird. Echter Safran duftet auch fest verpackt noch sehr stark und aromatisch.

SAFRANMILCH

Man kann Safran unter kräftigem Rühren in heißer Milch auflösen, oder man nimmt ihn mit einem Löffel Ghee ein, die man erhitzt, mit dem Safran mischt und einige Minuten stehen lässt. Trinken Sie die Ghee, solange sie noch warm und flüssig ist.

DOSIS: Die Tagesdosis Safran als Rasayana beträgt 100 mg. Man kann also 1 g Safran in zehn Dosen aufteilen. Nehmen Sie die Mischung regelmäßig über 15–20 Tage hinweg ein.

KNOBLAUCH ALS RASAYANA

Knoblauch ist ein sehr wirksames Rasayana, weil er fünf der sechs Rasas besitzt. Er schmeckt süß, salzig, scharf, bitter und adstringierend. Nur die Säure fehlt. Man sollte ihn je nach eigener Verträglichkeit und Veranlagung (Prakriti) nur in kleinen Dosen einnehmen: Vata Prakriti mit Ghee, Pitta Prakriti mit Wasser und Kapha Prakriti mit Honig. Beginnen Sie mit einer Zehe täglich und erhöhen Sie die Menge auf maximal drei Zehen täglich. Wenn Sie sich Ihres Prakritis nicht sicher sind, nehmen Sie das weiter unten beschriebene Knoblauch-Rasayana. Knoblauch riecht stark aus Atem, Schweiß und Urin. Kauen Sie Kardamomsamen oder trinken Sie Koriander-Tee, um den Geruch abzumildern. Das Knoblauch-Rasayana kann auch mit Honig zubereitet werden, damit es sich für Menschen jeden Prakritis eignet und um den Geruch abzumildern.

KNOBLAUCH-RASAYANA

Knoblauch	100 g
Honig	300 g
Gewürznelken	10 g

Die Knoblauchzehen schälen und mehrere Stunden an der Luft trocknen lassen. In ein Schraubglas geben, mit Honig übergießen und die Nelken hinzugeben. Alles gut verrühren. Den Deckel verschließen und das Glas dunkel aufbewahren. Ein Mal am Tag öffnen und umrühren. Das Rasayana 10 Tage »reifen« lassen.

DOSIS: Nehmen Sie anfangs vor dem Schlafengehen eine Knoblauchzehe mit einer Gewürznelke und kauen Sie beides gründlich. Sie können die Dosis je nach Verträglichkeit auf bis zu 3 Zehen erhöhen.

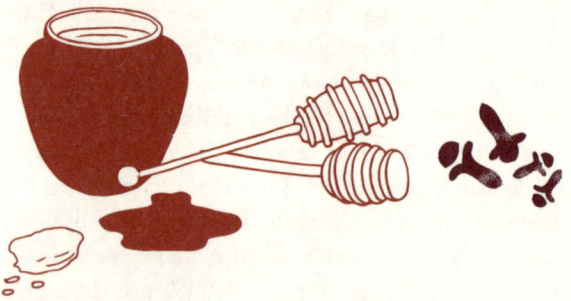

DER »WUNDER DER ELF«-TEE

Dieser Tee enthält elf Gewürze, die ich vor einigen Jahren zusammengestellt habe, und hat schon fantastische Wirkung gezeigt. Ich selbst trinke ihn zwei Mal am Tag. Am besten bereitet man eine größere Menge der Mischung zu und trinkt jeden Tag eine Tasse, auch wenn man gesund und munter ist. Ich empfehle diesen Tee auch in meinem Buch über das Abnehmen, weil er verhindert, dass Menschen bei einer Diät vorschnell ermüden.

DER WUNDER-DER-ELF-TEE

Koriandersamen	50 g
Getrockneter Ingwer	50 g
Süßholz	50 g
Fenchelsamen	50 g
Grüne Kardamomsamen	25 g
Schwarze Kardamomsamen	25 g
Getrocknete Basilikumblätter (Tulsi)	25 g
Langer Pfeffer	25 g
Schwarzer Pfeffer	25 g
Gewürznelken	25 g
Zimt	25 g

Alle Zutaten säubern und fein zermahlen. Die Pulver gut vermengen und durchsieben, um gröbere Teile zu entfernen und erneut zu mahlen. Die Mischung muss abschließend erneut gründlich vermengt werden. Das Pulver in einem dicht schließenden Schraubglas aufbewahren.

DOSIS: ½ TL des Pulvers in ½ l Wasser auflösen und die Mischung mit aufgelegtem Deckel 3 Minuten kochen. Den fertigen Tee vor dem Servieren weitere 3 Minuten ziehen lassen. Der Tee eignet sich auch für Kleinkinder und Säuglinge, für die die Tagesdosis 50 ml beträgt. Größere Kinder können je nach Alter 200–300 ml pro Tag trinken.

DAS WUNDER DER ELF MIT SCHWARZTEE

Wer gerne schwarzen Tee trinkt, kann das folgende Rezept probieren: Nach dem Kochen der obigen Mischung 1 TL Schwarztee einrühren und etwa 30 Sekunden weiterkochen lassen. 150 ml Milch und etwas Kandiszucker nach Wunsch hinzugeben und 1 weitere Minute kochen. Dann ist der stimulierende und belebende Tee fertig.

HERZ-RASAYANA

Hier ist eine Kur, die das Herz stärkt und auf dem weiter oben beschriebenen »Wunder der Elf«-Tee als Grundlage beruht.

HERZ-RASAYANA

»Wunder der Elf«-Teepulver	100 g
Kardamom	50 g
Süßholz	50 g
Getrocknete Rosenblätter	50 g
Getrocknete Minzeblätter	50 g
Honig	600 g

Die Kardamomsamen aus den Schoten lösen und mit Süßholz, Minzeblättern und Rosenblättern fein zermahlen. Mit dem »Wunder der Elf«-Teepulver mischen und dann gründlich mit dem Honig zu einer Paste (Avaleha) verrühren. Die Kräuter nehmen den Honig auf. Wenn die Paste zu trocken wird, mehr Honig einrühren. In einem trockenen und sauberen Schraubglas aufbewahren.

DOSIS: Nehmen Sie 15 Tage lang täglich einen ¾ TL ein und wiederholen Sie die Kur nach einigen Monaten.

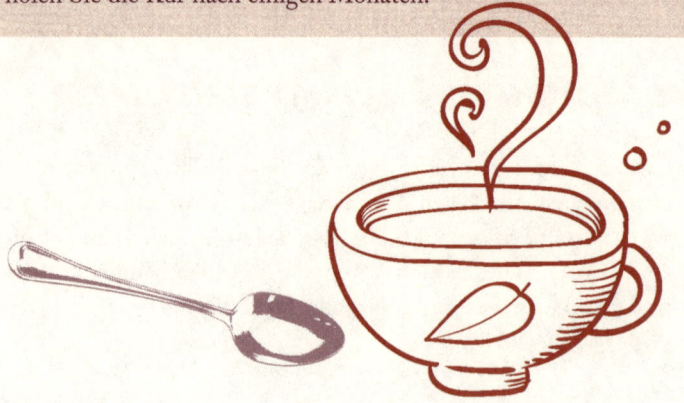

MÜDIGKEIT DURCH GESTÖRTE LEBENSENERGIE (DOSHA)

Es gibt eine spezielle Müdigkeit, die mit einer Störung des Dosha oder der Lebensenergie zusammenhängt. Ich habe am Anfang des Kapitels die Symptome und Heilmittel für ein Ungleichgewicht beschrieben. Bleibt aber ein Ungleichgewicht (Vikriti) von Vata und Kapha unbehandelt, kommt es zu einer ganz speziellen Müdigkeit. Es ist wichtig, die Symptome hierfür zu erkennen und neben Rasayanas und belebenden Kuren gezielt auch mit ganz besonderen Maßnahmen zu behandeln.

ERSCHÖPFUNG DURCH VATA-STÖRUNG

SYMPTOME: Die Müdigkeit wird durch Vata Vikriti ausgelöst. Schon geringe Anstrengung und ganz alltägliche Arbeiten erschöpfen Sie. Sie möchten viel lieber sitzen oder liegen, als zu stehen oder umherzulaufen. Sie erholen sich zwar nach einer kurzen Pause relativ schnell, ermüden aber auch genauso rasch wieder. Ihr Körper fühlt sich beim morgendlichen Aufstehen steif an, aber das gibt sich meist nach einer heißen Dusche oder einem Bad.
Wenden Sie neben den weiter oben beschriebenen Präventionen die folgende Kur an.

KUR FÜR VATA-MÜDIGKEIT

Kalonji	50 g
Bockshornkleesamen	50 g
Kreuzkümmel	50 g
Ajwain	50 g
Gartenkressesamen	50 g
Langer Pfeffer	50 g
Fenchelsamen	50 g

Alle Zutaten säubern und fein zermahlen. Das Pulver gründlich vermengen und in ein trockenes Schraubglas füllen. Die Tagesdosis in ein kleineres Behältnis abfüllen.

DOSIS: Erwachsene nehmen etwa 2 Wochen lang direkt nach dem Aufstehen 1 TL täglich ein. Kinder über 6 Jahren nehmen die Hälfte und jüngere Kinder ¼ der Erwachsenendosis. Nehmen Sie das Pulver in den Mund und schlucken Sie es mit ein wenig warmem Wasser oder Kardamomwasser.

MÜDIGKEIT DURCH KAPHA-STÖRUNG

SYMPTOME: Sie fühlen sich schwer und träge und schlafen zu viel. Anders als bei der Vata-Störung hilft Schlaf Ihnen aber nicht, sondern macht Sie nur noch müder. Das Aufstehen am Morgen fällt Ihnen schwer. Sie fühlen sich nach Mahlzeiten besonders müde und schlafen ein. Sie fühlen sich antriebslos und faul und schieben Arbeit vor sich her. Wenden Sie neben allen Maßnahmen für das Kapha-Gleichgewicht auch die folgende Kur an.

KUR FÜR KAPHA-MÜDIGKEIT

Ingwer	50 g
Langer Pfeffer	25 g
Schwarzer Pfeffer	25 g
Großer Kardamom	25 g
Getrocknete Basilikumblätter	25 g
Zimt	10 g
Süßholz	25 g

Alle Zutaten säubern und fein zermahlen.

DOSIS: Erwachsene nehmen zwei Mal täglich ½ TL, Kinder die Hälfte davon.

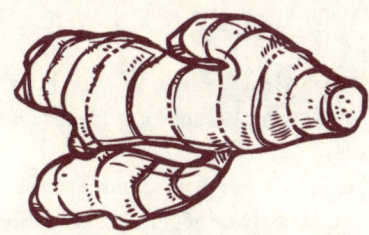

MENTALE MÜDIGKEIT

Mentale Müdigkeit lässt sich meist mit gesundem Schlaf beheben. Wenn man aber wegen übermäßiger geistiger und körperlicher Aktivität zu müde ist, schläft man auch nicht gut und gesund. Auch Kinder leiden durch Druck in der Schule unter mentaler Müdigkeit. Dasselbe gilt für Angestellte und Manager, die viel reden und mit zu vielen Menschen interagieren müssen.

Hier ist ein einfaches Heilmittel, das Sie vierzehn Tage lang oder einfach zwischendurch nehmen können, um Ihren Geist zu erfrischen.

HEILMITTEL FÜR MENTALE MÜDIGKEIT

Mandeln	100 g
Cashewkerne	100 g
Kürbiskerne	100 g
Kandiszucker (Mishri)	150 g
Fenchelsamen	50 g
Schwarzer Pfeffer	25 g
Langer Pfeffer	25 g

Gewürze, Zucker und Nüsse getrennt fein zermahlen. Die gemahlenen Gewürze durchsieben. Alle Zutaten gründlich vermengen. Die Mischung in ein dicht schließendes, sauberes und trockenes Schraubglas füllen.

DOSIS: Jeden Tag 1 EL der Mischung mit heißer Milch einnehmen. Schulkinder nehmen die Hälfte der Dosis.

Diese Mischung entspannt den Geist, stärkt das Gedächtnis und verbessert das Sehvermögen. Nehmen Sie sie bei Schlafstörungen abends vor dem Schlafengehen.

SCHLAFSTÖRUNGEN

Wenn der Geist erschöpft ist und die erschöpften Sinnesorgane sich von den Objekten zurückziehen, schläft der Mensch … Glücklich und unglücklich sein, Leibesfülle oder Schlankheit, Stärke oder Schwäche, Potenz oder Impotenz, Intellekt oder kein Intellekt, Leben und Tod hängen alle vom Schlaf ab. Verschobener, exzessiver oder schlechter Schlaf macht unglücklich und das Leben zum Albtraum. Richtiger Schlaf führt zu Glücksgefühl und Langlebigkeit, so wie ein Funke des wahren Wissens einem Yogi Vollendung verleiht … Gesunder Schlaf ist zum Erhalt des Körpers ebenso wichtig wie eine ausgewogene Ernährung. Übergewicht oder Schlankheit werden vor allem durch Schlaf und Ernährung beeinflusst.

Charaka Samhita, Sutrasthana

Der Ayurveda-Weise Charaka maß, wie wir sehen, dem gesunden Schlaf besondere Bedeutung bei. Gesunder Schlaf ist tief, ungestört, ausreichend lang und sollte zur richtigen Zeit erfolgen. Ayurveda verbietet den Schlaf am Tag, außer bei großer Hitze. Ein gesunder Schlaf ist auf die langen Nächte des Winters und die kurzen Nächte des Sommers abgestimmt. Er ist weder zu lang noch zu kurz und dem Lebensalter und den Umständen angepasst.

Die benötigte Schlafmenge hängt vom Alter, der Art der Arbeit und anderen Umständen ab. Ein neugeborenes Baby kommt aus dem Tamas (dem Mutterleib) und passt sich langsam Rajas (Aktivitäten der Welt) an. Daher benötigen Babys enorm viel Schlaf (15 bis 16 Stunden). Heranwachsende Kinder benötigen 9 bis 10 Stunden Schlaf und Erwachsene je nach Konstitution und Art ihrer Arbeit 6 bis 8 Stunden. Wer körperlich arbeitet, braucht weniger Schlaf als jemand, der geistig arbeitet. Alte Menschen (nach ayurvedischer Lehre über 70 Jahre) benötigen, je nach ihrer körperlichen Verfassung, relativ wenig Schlaf. Während Krankheit, Rekonvaleszenz oder Wundheilung benötigen wir mehr Schlaf. Schlaf fördert Heilung und Erholung.

Hier folgen die fünf häufigsten Schlafprobleme, an denen Menschen leiden, und Möglichkeiten, sie zu behandeln.

GESTÖRTER UND UNRUHIGER SCHLAF

Gestörter oder unruhiger Schlaf wird von einer Vata-Störung und zu vielen Rajas (Aktivitäten) ausgelöst. Folgende Maßnahmen führen wieder zu ungestörtem und ruhigem Schlaf.

1. Nutzen Sie die in bereits beschriebene Massage- und Schwitzkur, um Vata wieder auszugleichen.
2. Stellen Sie sicher, dass Sie nicht an Verstopfung leiden. Pro Tag sollten zwei Entleerungen stattfinden. Geeignete Maßnahmen hierfür finden Sie im nächsten Kapitel.
3. Nehmen Sie Ihre Mahlzeiten pünktlich ein – vor allem das Abendessen. Es sollte eine warme Mahlzeit sein und Suppe beinhalten. Zwischen Abendessen und Zubettgehen sollten mindestens zwei Stunden liegen.
4. Stimmen Sie sich auf den Schlaf ein. Beenden Sie allmählich Ihre Gedanken über die Aktivitäten des Tages, hören Sie meditative Musik, wiederholen Sie ein Mantra oder führen Sie eine andere Art der Konzentration durch (im Westen Meditation genannt). Trinken Sie eine Stunde nach dem Essen bzw. zwischen Essen und Schlafengehen den folgenden Tee.

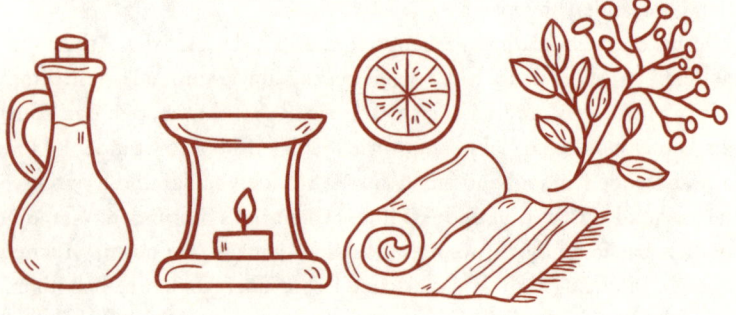

BERUHIGENDER TEE

Süßholz	50 g
Basilikumblätter (Tulsi)	50 g
Grüner Kardamom	50 g
Fenchel	50 g
Koriander	50 g

Alle Zutaten säubern, trocknen und fein mahlen – Basilikumblätter trocknen sehr langsam. Einige Zutaten können in getrockneter Form gekauft werden. ½ TL des Pulvers mit kochendem Wasser übergießen und zugedeckt 3 Minuten ziehen lassen. Alternativ eine Prise der Zutaten (ohne sie zu mahlen) 5 Minuten in 250 ml Wasser ziehen lassen. Durch einen Filter abseihen und trinken.

DOSIS: Die maximale Tagesdosis beträgt 1 TL des gemahlenen Teepulvers.

5. Cremen Sie sich vor dem Schlafengehen im Nacken, hinter den Ohren und rund um die Nase ein.
6. Machen Sie vor dem Schlafengehen Atemübungen (Pranayama). Im Folgenden finden Sie einige einfache Pranayama-Übungen. Sie helfen, alle Gedanken des Tages loszulassen und zu einem Zustand der Ruhe (Sattva) zu finden. Wer seine Nachtruhe mit Atemübungen einleitet, findet tiefen und ruhigen Schlaf.

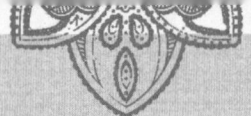

PRANAYAMA ODER
KONTROLLIERTES ATMEN

Die richtige Atmung ist für Gesundheit und Heilung gleichermaßen wichtig. Pranayama sind yogische Übungen zum kontrollierten und bewussten Atmen, die Gesundheit und mentale Entspannung fördern.

Die drei Teile des Pranayama sind das Einatmen, das Ausatmen und die Atempausen. Falsches Ein- oder Ausatmen oder falsche Atempausen können die Gesundheit beeinträchtigen und zu Kopfschmerzen oder Hals- und anderen Atemwegsinfektionen führen. Es kann die Sinne beeinträchtigen und schnell zu Ermüdung führen. Üben und überprüfen Sie daher regelmäßig die korrekte Atmung. Führen Sie die folgenden vier einfachen Schritte fünf Minuten am Morgen und am Abend an der frischen Luft oder am geöffneten Fenster durch.

SCHRITT 1: Setzen Sie sich im Schneidersitz oder einer entspannten Haltung hin. Beginnen Sie langsam und regelmäßig so tief wie möglich einzuatmen. Konzentrieren Sie sich ganz auf die Luft, die Sie einatmen, den Rhythmus, mit dem sie in Sie hineinströmt. Entspannen Sie sich und halten Sie den Atem möglichst lange an. Dann atmen Sie langsam in derselben Geschwindigkeit wieder aus. Konzentrieren Sie sich weiter auf Ihren Atem. Wenn Sie ganz ausgeatmet haben, halten Sie kurz inne und konzentrieren sich auf den Raum in Ihrem Körper. Wiederholen Sie diesen Vorgang mehrmals und versuchen Sie, die Zeit für Einatmen, Ausatmen und das Innehalten zwischen den Atemzügen allmählich zu verlängern.

SCHRITT 2: In diesem Schritt werden die beiden Körperseiten getrennt mit Energie versorgt. Die Körperseiten stehen für Bewegungslosigkeit (Tamas) und Aktivität (Rajas). Sie können auch mit dem Mond (links) und der Sonne (rechts) oder Tag und Nacht verglichen werden. Für diese Übung wird ein Nasenloch verschlossen und das Pranayana, wie in Schritt 1 beschrieben, nur durch das offene Nasenloch vollzogen. Halten Sie Ihr rechtes Nasenloch mit dem rechten Daumen zu und atmen Sie

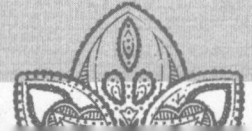

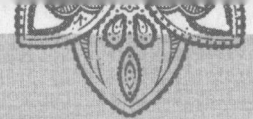

durch das linke Nasenloch. Halten Sie den Atem an, indem Sie auch das linke Nasenloch mit dem linken Ringfinger zuhalten. Lösen Sie den Ringfinger, atmen Sie durch das linke Nasenloch wieder aus und verschließen Sie es für die Atempause nach dem Ausatmen wieder mit dem Ringfinger. Wiederholen Sie dies mit dem linken Nasenloch sechs bis zehn Mal. Dann wechseln Sie die Seite und wiederholen die Übung mit dem rechten Nasenloch.

SCHRITT 3: In diesem Schritt atmen Sie durch ein Nasenloch ein und durch das andere wieder aus. Danach atmen Sie durch das Nasenloch ein, durch das Sie zuvor ausgeatmet haben. Atmen Sie zunächst durch das rechte Nasenloch ein, während Sie das linke mit dem Daumen zuhalten. Halten Sie den Atem an, indem Sie das rechte Nasenloch mit dem Ringfinger zuhalten. Lösen Sie zum Ausatmen den linken Daumen und halten Sie das rechte Nasenloch weiter zu. Halten Sie nun das linke Nasenloch für die Atempause zu. Dann atmen Sie durch das linke Nasenloch wieder ein. Wiederholen Sie dies sechs bis zehn Mal. Dies reinigt den zentralen Energiekanal des Körpers.

SCHRITT 4: In diesem Schritt atmen Sie durch beide Nasenlöcher ein, halten die Nase dann aber während der Atempause bei gefüllter und leerer Lunge mit Daumen und Ringfinger zu. Auf diese Weise wird es Ihnen leichter fallen, die einzelnen Phasen des Pranayama zu verlängern.

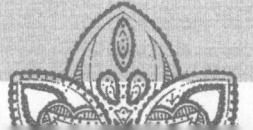

SCHLAFLOSIGKEIT

Schlaflosigkeit wird meist durch eine chronische Vata-Störung und Situationen extremen Rajas ausgelöst. Vata ist von Natur aus kühl und trocken, der Schlaf ist aber ein Stadium der Trägheit (Tamas) und des Kapha. Im Schlaf ziehen sich die erschöpften Sinne zurück, und der Geist ist für neue Eindrücke aus der Welt verschlossen. Schlaflosigkeit entsteht, wenn die Sinne sich nicht zurückziehen können. Entweder sind sie nicht genügend ermüdet, um sich demjenigen, der sie kontrolliert, zu entziehen, oder der Geist schaltet nicht ab und hindert sie daran. Eine Langzeitbehandlung bei Schlaflosigkeit besteht in Wärmekuren, Ölungen und heißen Bädern sowie der Wiederholung eines Mantras (Japa), um den Geist zur Ruhe zu bringen. Außerdem benötigt man Kapha-fördernde Nahrung wie Gemüsesuppe mit Ghee, Weizenzubereitungen, heiße Kurkumamilch mit etwas Ghee oder süße heiße Milch mit Ghee oder Butter etc. Die warme, fettige Nahrung hilft die trockenen, leichten Aspekte des Vata auszugleichen.

SCHLAFFÖRDERNDE MITTEL

Neben den oben beschriebenen Maßnahmen gegen Schlafstörungen können Sie die folgenden Mittel einsetzen, um Ihr natürliches Schlafbedürfnis zurückzugewinnen.

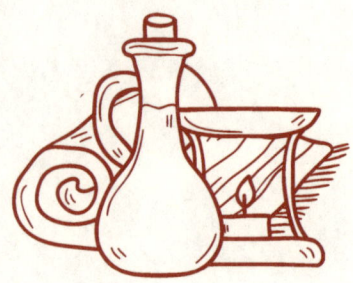

GUT SCHLAFEN MIT ZWIEBELN

Rohe Zwiebeln sind besänftigend und wirken entspannend. Man kann sie auf unterschiedliche Weise zum Abendessen verzehren. Zudem können Sie folgendes Mittel einnehmen:

Zwiebel	1 (mittelgroß)
Honig	1 EL

Die Zwiebel reiben, durch ein feines Sieb streichen und allen Saft mit dem Löffelrücken herausdrücken. Ein wenig Honig erleichtert die Einnahme des Zwiebelsafts.

DOSIS: Dies ist die Dosis für Erwachsene. Kinder erhalten die halbe Dosis, kleinere Kinder zwischen drei und sieben Jahren ein Drittel der Dosis. Kinder unter drei Jahren erhalten ¼ TL. Kleinkinder/Babys dürfen dieses Mittel nicht bekommen.

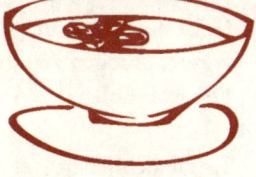

WEITERE SCHLAFFÖRDERNDE MITTEL UND MASSNAHMEN

1. Tragen Sie hinter dem Ohr und besonders hinter der Ohrmuschel etwas Mohn- oder Mandelöl auf. Üben Sie anschließend leichten Druck auf diese Stellen aus.
2. Bei chronischer Schlaflosigkeit hilft eine ayurvedische Kopfmassage, Champi genannt. Dazu wird mit den Fingerspitzen Öl auf die Kopfhaut aufgetragen und diese kräftig und mit unterschiedlichen Techniken massiert. Wie diese Massage ausgeführt wird, erkläre ich in meinem Massagebuch (siehe die Literaturliste am Ende des Buchs).
3. Trinken Sie im Sommer niemals Kaltgetränke, sondern immer heißes Kardamomwasser.

4. Halten Sie mindestens eine Stunde vor dem Schlafengehen Ruhe. Ihr Geist muss sich auf den Schlaf einstimmen, um von Rajas zu Sattva überzugehen. Wenn Sie Filme sehen, sich mit anderen unterhalten oder sich in einer lauten Umgebung aufhalten, mögen Sie sich entspannt fühlen, aber Ihr Geist bleibt hyperaktiv. Sie müssen ihn zur Ruhe bringen.

KURZER, UNGENÜGENDER SCHLAF

Manche Menschen leiden an ungenügendem Schlaf und einem abnormalen Schlafrhythmus. Sie schlafen in der ersten Nachthälfte gut, wachen aber nach drei bis vier Stunden auf, sind hellwach und können trotz aller Bemühungen nicht mehr einschlafen. Da dieser Schlaf nicht ausreicht, sind sie am Tag müde. Bei manchen taucht dieses Problem nur gelegentlich auf, bei anderen fast nächtlich. Diese Menschen schlafen zunächst ein, da sie müde und die Sinne erschöpft sind. Ist die erste Schlafphase aber vorüber, sind sie wieder hellwach. Sie erhalten also nicht die ausreichende Schlafmenge von mindestens sechs Stunden, die Körper und Geist benötigen, um sich zu reorganisieren und sich von Stress und Alltagsbelastungen zu erholen.

Dieses Problem kann **verschiedene Gründe** haben.

1. Manchmal liegt es an zu viel schwarzem oder grünem Tee oder Kaffee.
2. In anderen Fällen ist das Problem durch Hyperaktivität des Geistes bedingt. Geist und Körper sind dann nicht miteinander im Gleichgewicht. Der erschöpfte Körper bringt den Schlaf und der hyperaktive Geist (Rajas) versagt dem Menschen die nötige Ruhe.
3. Dann gibt es die Kategorie von Menschen, die sich zu viele Sorgen machen und denen Lebensweisheit fehlt. Sie sind mit ihrem Leben grundlegend unzufrieden, was zu Frustration und unregelmäßigem Schlaf führt.
4. Bei meinen Forschungen habe ich herausgefunden, dass viele der oben beschriebenen Schlafstörungen mit einer falschen Schlafatmosphäre zu tun haben. Mit einem Fernseher im Schlafzimmer sorgen

Menschen für eine laute Umgebung. In manchen Häusern fehlt es an Frischluft, es wird geraucht, oder es riecht überall nach Essen. Diese Menschen erzählen mir dann, dass sie im Urlaub immer gut schlafen.

5. Manche Menschen sagen, sie litten wegen zu wenig Arbeit und zu viel Ruhe an Schlaflosigkeit. Sie gehen recht früh zu Bett, und wenn der Körper genug geruht hat, wachen sie auf.

Befolgen Sie folgende **Ratschläge** für durchgehenden und ausreichenden Schlaf:

1. Trinken Sie weniger Tee und Kaffee. Wenn Sie nicht darauf verzichten können, trinken Sie ihn zumindest nicht mehr nach 15 Uhr.
2. Halten Sie zwischen Abendessen und Schlafengehen eine Pause von mindestens zwei Stunden ein und trinken Sie vor dem Schlafen ein Glas heißes Wasser.
3. Befolgen Sie alle Ratschläge, die ich für Schlaflosigkeit gegeben habe.
4. Sorgen Sie für ein ruhiges, sauberes Schlafzimmer.
5. Trinken Sie vor dem Zubettgehen Kurkumamilch oder süße heiße Milch mit etwas Butter oder Ghee.
6. Die oben unter Punkt 5 beschriebenen Menschen sollten nach dem Abendessen mindestens einen Kilometer weit gehen.
7. Nehmen Sie ein paar Tage lang das oben beschriebene Zwiebel-Mittel ein und folgen Sie den anderen Anweisungen, um Ihren Schlafrhythmus zu korrigieren.
8. Wer dieses Problem nur gelegentlich hat, sollte einfach ein Glas heiße Milch trinken und eine Banane essen, wenn er mitten in der Nacht nicht schlafen kann. Außerdem sollten Sie nach den Gründen für die Schlaflosigkeit suchen und sie eliminieren.

VERSCHOBENER SCHLAF-WACH-RHYTHMUS

Hierbei handelt es sich um Schlafprobleme, die durch zeitliche Verschiebung entstehen. Sie können durch häufiges Reisen, ein Durchbrechen der eigenen Schlafgewohnheiten oder etwa durch Schichtarbeit ausgelöst werden. Wenn es Zeit zum Schlafen ist, fühlt der Mensch sich wach und ist hyperaktiv statt müde. Wenn es Zeit zum Aufstehen ist, ist er hingegen extrem müde. Der Schlaf-wach-Rhythmus sollte langsam wieder umgestellt werden. Müdigkeit oder Schlaf zur ungewünschten Zeit sollten vermieden werden, damit die Sinnesorgane müde genug sind und sich zurückziehen können, sobald es Zeit zum Schlafengehen ist. Folgende Maßnahmen helfen, den Schlaf-wach-Rhythmus zu korrigieren.

1. Folgen Sie den Ratschlägen aus dem Abschnitt zur Schlaflosigkeit, um sich zur gewünschten Zeit auf den Schlaf einzustellen.
2. Wenn Sie nicht schlafen können, lenken Sie sich nicht durch Aktivitäten ab. Machen Sie stattdessen ein paar Atemübungen (Pranayama) wie oben beschrieben. Nehmen Sie im Liegen die Shavasana (Totenstellung) ein, bei der alle Körperteile völlig entspannt werden. Eine genaue Anleitung finden Sie in meinem Buch *Natürlich leben mit Yoga*.
3. Spüren Sie mit dieser einfachen Übung Ihrem Atem nach: Atmen Sie bewusst, spüren Sie, wie die Lunge sich füllt, halten Sie den Atem kurz an und spüren Sie, wie Sie die Luft ausatmen.
4. Vermeiden Sie mit Hilfe der Maßnahmen, die unten zum Thema »übermäßiger Schlaf« beschrieben werden, dass Sie tagsüber einschlafen.
5. Spülen Sie Ihre Augen mit kaltem Wasser, um Schlaf zur unerwünschten Zeit zu verhindern. Gehen Sie ein paar Minuten an die frische Luft und atmen Sie mehrfach schnell und tief ein.
6. Essen Sie während der Arbeitszeit leicht und zurückhaltend.
7. Geben Sie Ihrem Körper und Geist mit den bereits beschriebenen Pranayama-Übungen Energie, um Schläfrigkeit zur unerwünschten Zeit zu überwinden.

ÜBERMÄSSIGER SCHLAF

Übermäßiger Schlaf wird meist von einer Kapha-Störung ausgelöst. Kapha-Dosha ist feucht, schwer und kalt. Es muss mit heißen Maßnahmen und vor allem ihrer Natur nach heißen Speisen wie Ingwer, Pfeffer, Kreuzkümmel, Schwarzer Kardamom und Zimt ausgeglichen werden. Fettige und stärkehaltige Speisen sollten vermieden werden.

Die folgenden Gewürzmischungen D und H werden beim Kochen eingesetzt, um Kapha auszugleichen und die Verdauung anzuregen. Gewürzmischung D wird für Gemüse- und Fleischgerichte verwendet, Gewürzmischung H für Suppen und Salate. Bei Suppen wird sie kurz vor Ende des Kochvorgangs eingerührt, bei Salaten in die Sauce gegeben.

GEWÜRZMISCHUNG D

Getrockneter Ingwer	50 g
Ajwain	50 g
Kreuzkümmel	50 g
Schwarzer Pfeffer	25 g
Langer Pfeffer	25 g
Fenchel	25 g
Gewürznelken	10 g
Dillsamen	15 g

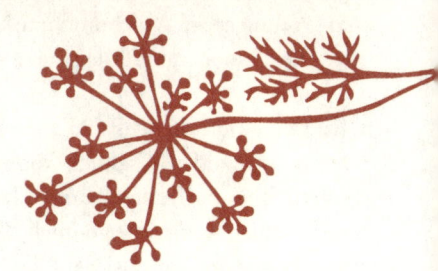

GEWÜRZMISCHUNG H

Kreuzkümmel (leicht in der Pfanne geröstet)	50 g
Dillsamen	30 g
Ajwain	50 g
Schwarzer Pfeffer	25 g
Langer Pfeffer	25 g
Pfefferminzblätter (getrocknet)	50 g

Die Zutaten säubern, trocknen, fein mahlen und in Gewürzbehältern aufbewahren. Wie oben beschrieben regelmäßig verwenden.

DOSIS: Pro Gewürzmischung je ½ TL pro Person pro Tag.

Achten Sie bei der Ernährung auf folgende Punkte:

1. Verwenden Sie viel frischen Ingwer und weniger Zwiebeln.
2. Essen Sie gemischtes Obst und bunte Gemüsesalate.
3. Essen Sie möglichst wenig Weizenbrot. Verwenden Sie statt Weizen- oder Reiszubereitungen lieber Fingerhirse (in Indien Mandua oder Raagi genannt).
4. Essen Sie weniger stärkehaltige Nahrungsmittel wie Getreide, Linsen etc. Ersetzen Sie sie durch Nüsse.
5. Nehmen Sie Milchprodukte wie Käse, Milch, Sahne, Buttermilch etc. in moderaten Mengen zu sich.

Ich rate davon ab, Schlaf zu unerwünschten Zeiten durch Tee oder Kaffee zu vermeiden. Dadurch können Sie Ihren Schlaf-wach-Rhythmus stören. Tee und Kaffee können langfristige Wirkung haben, Wachheit verursachen, wenn es eigentlich Zeit zum Schlafen ist, und so eine weitere Schlafstörung auslösen. Zudem bieten sie auf lange Sicht keine Lösung des Problems.

VERDAUUNGSPROBLEME

Unser Verdauungstrakt reicht vom Mund bis zum Darmausgang und ist für die Verarbeitung unserer Nahrung, für Stoffwechsel und Ausscheidungen verantwortlich. In diesem Abschnitt befassen wir uns mit häufigen Verdauungsproblemen. Dafür ist es aber wichtig, die acht goldenen Prinzipien der Ayurveda-Ernährung zu kennen. Allein mit Hilfe dieser Regeln habe ich weltweit viele Menschen von ihren quälenden und fast chronischen Verdauungsproblemen erlösen können.

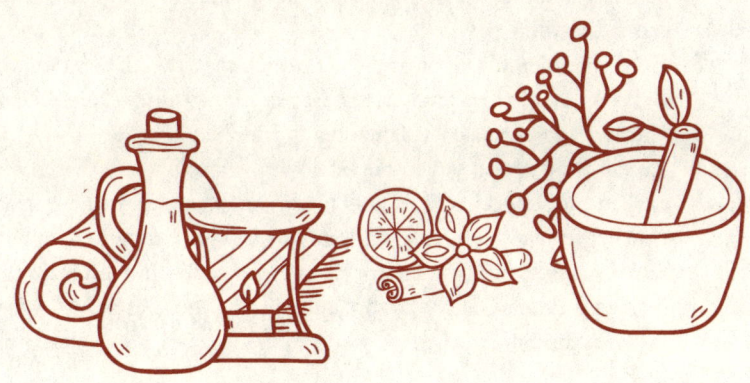

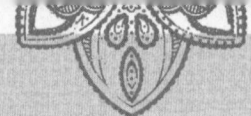

DIE ACHT GOLDENEN PRINZIPIEN DER AYURVEDA-ERNÄHRUNG

1. Nutzen Sie bei der **Zubereitung** alle Rasas. Versuchen Sie, bei jeder Mahlzeit verschiedene Zutaten zu verwenden, und vermeiden Sie ungünstige, gegensätzliche Nahrungsmittelkombinationen (siehe die Liste unten). Warme und flüssige Nahrung sollte wenig Fett enthalten. Verwenden Sie keine Konserven oder am Vortag zubereiteten Speisen (Basa). Essen sollte immer attraktiv **serviert** werden, um eine angenehme und ästhetisch ansprechende Atmosphäre zum Essen zu schaffen.

2. Essen Sie **niemals** in stressreichen Situationen oder bei emotionaler Belastung. Sollten Sie vor dem Essen gestresst sein, warten Sie kurz, machen Sie ein paar Atemübungen, waschen Sie Ihr Gesicht mit kaltem Wasser und setzen Sie sich dann gemütlich zum Essen hin.

3. Stellen Sie sich gedanklich aufs Essen ein, **bevor Sie mit der Mahlzeit beginnen.** Sie versorgt Ihren Körper mit Energie. Betrachten Sie Ihr Essen und wünschen Sie sich, dass die fünf Elemente der Nahrung Ihnen Gleichgewicht, Tatendrang und Gesundheit schenken mögen. Sprechen Sie ein kurzes Gebet oder atmen Sie mehrmals tief ein.

4. Essen Sie **weder zu langsam noch zu schnell.** Sie sollten auch nicht mit vollem Mund sprechen.

5. Der Ayurveda empfiehlt, kurz vor einer Mahlzeit oder eine Stunde danach zu **trinken.** Wenn Sie zur Mahlzeit etwas trinken müssen, sollten Sie kleine Schlucke nehmen. Wein oder Bier sollten beste Qualität haben und nur in geringen Mengen zum Essen getrunken werden. Saft und Milch sollen aber nicht zum Essen getrunken werden. Wasser ist empfehlenswert, aber entweder eine Stunde vor oder nach einer Mahlzeit. Mahlzeiten sollten so zubereitet sein, dass sie genügend Flüssigkeit bieten, und Suppe oder Ähnliches enthalten.

6. Essen Sie niemals, **solange die vorherige Mahlzeit nicht völlig verdaut ist.** Nach ayurvedischer Lehre ist das Gift für den Körper. Essen Sie nach einer Mahlzeit mindestens vier Stunden nichts. Für Ihren Magen ist eine Kleinigkeit wie ein Stück Schokolade oder

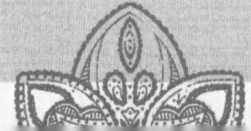

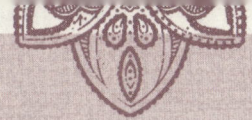

Obst ebenfalls Nahrung, die verarbeitet und verdaut werden muss. Daher sollten Sie zwischen den Mahlzeiten absolut nichts essen. Wenn Sie 5 bis 6 Stunden nach einer schweren Mahlzeit immer noch keinen Hunger haben, lassen Sie die nächste Mahlzeit aus und essen Sie nur eine leichte Suppe oder Ähnliches.

7. Viele Menschen werden krank, weil sie zu viel essen. Der Ayurveda empfiehlt, immer nur so viel zu essen, **dass der Magen zu zwei Dritteln gefüllt ist.** Sie sollten also essen, bis Sie sich angenehm gesättigt fühlen, nicht, bis Sie nichts mehr essen können. Der Gedanke dahinter ist, dass die drei Körperenergien (Vata, Pitta und Kapha) ebenfalls Raum im Magen benötigen, um die Nahrung verdauen zu können. Wird der Magen komplett gefüllt, werden die mit der Verdauung beschäftigten Energien (Doshas) aus dem Magen gedrängt und stören das Gleichgewicht, was zu Verdauungsproblemen führt. Dies kann auch Amadosha hervorrufen. Amadosha ist unvollständige Verdauung, wodurch unverdaute Nahrung im Magen- und Darmtrakt zurückbleibt und den Körper nach und nach vergiftet. Zum Erhalt unserer Gesundheit und zur Vermeidung schwerwiegender Erkrankungen aufgrund von Verdauungsstörungen ist es wichtig, sehr diszipliniert zu sein, was die Menge der Nahrung angeht.

8. **Baden** oder **duschen** Sie niemals direkt nach dem Essen. Warten Sie damit mindestens zwei, am besten drei Stunden. Grundsätzlich ist es gesünder, vor dem Essen zu baden oder zu duschen. Vermeiden Sie zudem Sport oder starke Aktivitäten nach dem Essen. All dies führt zu einer Vata-Störung. Empfehlenswert ist ein langsamer Spaziergang. Das Abendessen sollte mindestens zwei Stunden vor dem Schlafengehen eingenommen werden; die nächtliche Essenspause sollte mindestens zwölf Stunden betragen.

☀ *Die Prinzipien 5, 6 und 7 sind besonders wichtig. Viele Menschen wurden von quälenden Magenproblemen befreit, nur indem sie sie befolgt haben. Nehmen Sie diese acht Prinzipien in Ihren Alltag auf, um Ihre Gesundheit zu erhalten.*

GEGENSÄTZLICHE NAHRUNGSMITTEL-KOMBINATIONEN

Gegensätzliche Stoffe, Handlungen oder Zubereitungen reagieren der Natur des Körpers zuwider. Diese Gegensätzlichkeit kann von der Nahrung selbst kommen, durch verschiedene Lebensmittelkombinationen, die Verarbeitung, Zeit, Ort, Dosis etc. Durch den Verzehr gegensätzlicher Nahrungsmittel verstößt man in mehrfacher Hinsicht gegen ayurvedische Prinzipien. Dies kann schwerwiegende Folgen haben. Die Reaktionen reichen von direktem Unwohlsein bis hin zu schleichend auftretenden Effekten. Diese können zu schweren Erkrankungen führen. Aus kleineren Beschwerden durch ungünstige Nahrungskombinationen können chronische Krankheiten werden. Seien Sie daher bei der Kombination von Nahrungsmitteln vorsichtig. Ungünstige Kombinationen können wie kleine Dosen Gift wirken.

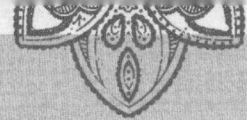

HIER EINE LISTE EINIGER UNGÜNSTIGER NAHRUNGS-KOMBINATIONEN:

1. *Milch mit Wassermelone*
2. *Milch mit Radieschen*
3. *Milch mit Saurem*
4. *Honig mit Wein*
5. *Honig in Heißgetränken*
6. *Heißes Wasser nach dem Verzehr von Honig*
7. *Kaltes nach dem Verzehr von Ghee oder anderen Fetten*
8. *Süße oder kalte Nahrung bei Menschen, die an kräftig gewürzte, scharfe Nahrung gewöhnt sind, und umgekehrt*
9. *Von den üblichen Gewohnheiten abweichende Ernährung, Verhalten oder Medikamente*
10. *Ungünstige Zubereitung, z. B. der Einsatz bestimmter Küchengeräte, die das Essen ungenießbar machen*
11. *Ungünstige Kochvorgänge wie die Verwendung schlechter Brennstoffe, ungegarte, übergarte oder verbrannte Speisen*
12. *Den Jahreszeiten unangemessene Ernährung wie das Essen von Nüssen im Sommer oder das Trinken kalter Getränke im Winter etc.*
13. *Nachts Joghurt essen*
14. *Zu kalte oder zu heiße Getränke*
15. *Kombinationen von Kaltem und Heißem*
16. *Zu salzige, zu scharfe, zu würzige oder zu saure Nahrungsmittel*
17. *Der Umgebung (geographischer Standort) unangemessene Ernährung, wie etwa rohe oder scharfe Nahrung in trockenen Gebieten*
18. *Menschen, die viel arbeiten, sexuell sehr aktiv sind und viel Sport betreiben, sollten Vata-vermindernde Nahrung meiden.*
19. *Menschen, die viel schlafen und sich wenig bewegen, sollten Kapha-vermindernde Nahrung vermeiden.*
20. *Eine Ernährung, die nicht dem Konstitutionstyp entspricht*

VERSTOPFUNG

Verstopfung oder unvollständige Darmentleerung ist die Ursache vieler Leiden. Verbleiben Nahrungsreste im Körper, fermentieren sie unter Einfluss der Körpertemperatur und vergiften Körper und Geist. Der Ayurveda empfiehlt zweimaligen Stuhlgang am Tag, ein Mal am Morgen nach dem Aufstehen und ein Mal am Abend vor dem Abendessen. Der Körper lässt sich einfach auf diesen Rhythmus einstellen.

Die einfachste und sicherste Methode zur Heilung von Verstopfung und Sicherstellung vollständiger Entleerung ist das Trinken von heißem Wasser – am besten Kardamomwasser – wie vorn beschrieben. Trinken Sie morgens unmittelbar nach dem Aufstehen heißes Wasser und legen Sie sich danach nicht wieder hin. Machen Sie ein paar Yogaübungen, einen Spaziergang oder bewegen Sie sich anderweitig. Gehen Sie dann nach etwa zehn Minuten zur Toilette und üben Sie Muskeldruck auf den Darmtrakt aus, um sich zu entleeren. Wiederholen Sie dies am Abend vor dem Abendessen.

Wenn Ihre Verdauung mit den oben beschriebenen Maßnahmen nicht richtig in Gang kommt, tun Sie folgendes:

1. Essen Sie nicht zu viele kalte Speisen wie Brot, Wurst oder Käse.
2. Das Abendessen sollte Gemüse und Salat beinhalten.
3. Essen Sie abends eine Gemüsesuppe, die auf jeden Fall grünes Gemüse enthalten sollte. Geben Sie einen Löffel Ghee in die Suppe.
4. Essen Sie rund drei Stunden vor dem Schlafengehen zu Abend und trinken Sie vor dem Schlafengehen ein Glas heiße Milch mit Ghee. Nehmen Sie 200 ml Milch, rühren Sie 2 TL Ghee hinein und süßen Sie nach Geschmack mit Kandiszucker.
5. Meiden Sie konservierte Fruchtsäfte und andere stark verarbeitete Nahrungsmittel. Essen Sie als Nachtisch lieber Obst als Kuchen oder andere Desserts.
6. Essen Sie nicht zu viele Kartoffeln oder kombinieren Sie sie mit grünem Gemüse. So ist beispielsweise eine Mahlzeit aus Fleisch und Kartoffeln ohne Salat oder Gemüsesuppe ungesund und kann Verstopfung hervorrufen.

7. Auch die Unterdrückung oder das Unterbrechen der natürlichen Entleerung kann zu Magenproblemen führen und Verstopfung hervorrufen. Unterdrücken Sie daher niemals den Drang, zur Toilette zu gehen.

MITTEL GEGEN VERSTOPFUNG

Sollte sich eine Verstopfung durch die obengenannten Maßnahmen nicht lösen lassen, nutzen Sie die folgenden Heilmittel.

ROSENKONFITÜRE

Für die Zubereitung von Rosenkonfitüre benötigen Sie frische rote Rosenblätter. Die Blütenblätter täglich absammeln und in ein sauberes Tuch einschlagen. Wenn eine ausreichende Menge erreicht ist, die Blätter im Mixer oder mit dem Gemüsehacker zerkleinern und dann unter ständigem Rühren in einem sauberen Schraubglas mit fein zerstoßenem Kandiszucker vermengen. Weiter Zucker hinzugeben, bis die Mischung trocken und vorwiegend aus Zucker zu bestehen scheint. In der Sonne oder an einem warmen, hellen Ort mindestens zwei Wochen ziehen lassen. Gelegentlich umrühren. Durch die Wärme geben die Rosenblätter Flüssigkeit ab, und nach und nach verwandelt sich die Mischung in eine Art Konfitüre.

DOSIS: 1–2 TL Konfitüre (je nach Körpergewicht) in etwa 150 ml heißer Milch gelöst kurz vor dem Schlafengehen. Kinder über acht Jahre nehmen auf dieselbe Art 1 TL, kleinere Kinder sollten ½ TL erhalten.

VOLLKORNWEIZEN- ODER DINKEL-MEHL-HALVA

Dieses Rezept gleicht Vata aus und beruhigt die Schleimhäute des Verdauungstrakts. In größerer Menge eignet es sich auch als Frühstück.

Vollkornweizen- oder Dinkelmehl 3 EL
Ghee   2 TL
Grüner Kardamom   5 Samen

Die Ghee erhitzen, Kardamomsamen aus der Kapsel lösen und hineingeben, dann sofort das Mehl einrühren. Die Temperatur reduzieren und das Mehl unter ständigem Rühren goldgelb rösten. Unter ständigem Rühren 200 ml Wasser hinzugeben und weitere 2–3 Minuten kochen, dann heiß verzehren.

DOSIS: Das oben angegebene Menge ist die Dosis für einen Erwachsenen als Dessert nach einem leichten Abendessen mit Suppe. Das Mittel ist auch für Kinder und Babys geeignet. Kleine Babys über sechs Monate erhalten es als Nahrung.

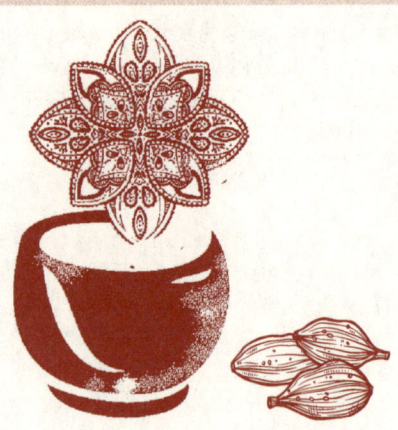

WEIZENKEIMBROT

Wenn Sie bereits lange an chronischer Verstopfung leiden, sollte Ihnen dieses Mittel helfen, sie ein für alle Mal zu lösen.

200 g Bio-Weizenkörner gründlich waschen und mindestens 24 Stunden in Wasser einweichen, damit sie keimen. Das Wasser wegschütten und den Weizen im Mixer zerkleinern, aber nicht völlig pürieren. Nach Bedarf tropfenweise ein wenig Wasser einträufeln. Es sollte ein flüssiger Teig entstehen. Ghee in einer beschichteten Pfanne zerlassen und den Teig darin zu Fladenbrot backen.

DOSIS: Essen Sie dieses Brot rund 15 Tage lang mindestens einmal täglich zu einer Gemüsesuppe oder gekochtem Gemüse. Wiederholen Sie dies, wann immer Sie an unvollständiger Entleerung oder unregelmäßiger Verdauung leiden. Sie können das Brot auch regelmäßig ein Mal pro Woche oder alle 14 Tage essen.

Schließlich möchte ich noch hinzufügen, dass zu viel Sitzen, zu wenig Bewegung und Stress Verstopfung auslösen können. Versuchen Sie den Grund für die Verstopfung genau zu klären. Menschen reagieren ganz unterschiedlich auf Stress und verspannen verschiedene Körperbereiche. Manche machen den Nacken steif, andere ziehen den Bauch ein, und wieder andere spannen den Schließmuskel an. Auch Unsicherheit, Angst und Sorgen können Verstopfung auslösen. Diese Art der Verstopfung geht mit Schweigsamkeit und verschlossenem Verhalten einher.

MAGENSCHMERZEN

Bei einem gesunden Menschen können Magenschmerzen von schwerverdaulichem Essen oder einer leichten Infektion kommen. Trockene und harte Lebensmittel wie Linsen, Mais (Popcorn), Kichererbsen etc. erzeugen Gase, die zu schmerzhaften Blähungen führen können. Zudem können Magengeschwüre und andere Erkrankungen Magenschmerzen hervorrufen. Sie erfordern eine andere Behandlung als hier beschrieben.

Das einfachste Mittel gegen Magenschmerzen und Blähungen ist heißes Wasser. Das bereits beschriebene Viersamenpulver ist ebenfalls ein gutes Mittel gegen Magenschmerzen. Nehmen Sie ½ TL davon in den Mund und schlucken Sie es mit heißem Wasser. Alternativ nehmen Sie auf diese Weise ½ TL Zitronen-Ajwain (später in diesem Kapitel beschrieben) ein. Nach diesen Maßnahmen sollten sich die Blähungen lösen oder Stuhlgang für Erleichterung sorgen.

Manchmal gehen Unwohlsein und Erbrechen mit den Magenschmerzen einher, in manchen Fällen auch Kopfschmerzen. Dies passiert meist, wenn ein Nahrungsmittel nicht vertragen wird, falsch zubereitet oder nicht mehr gut war. Trinken Sie in diesem Fall heißes Wasser und erbrechen Sie gezielt, indem Sie sich im Rachen kitzeln. Das sorgt meist sofort für Erleichterung.

ÜBERSÄUERTER MAGEN UND MAGENGESCHWÜRE

Unser Magen ist ein erstaunliches Organ, in dem unsere Nahrung alle Stoffwechselprozesse durchläuft, um vom Körper aufgenommen werden zu können. Er kann Dinge verdauen, die ihm in Struktur und Zusammensetzung ähneln – beispielsweise ein Stück Fleisch –, ohne sich dabei selbst zu verdauen. Während der Verdauung befinden sich sehr saure Verdauungssäfte im Magen. Die Epithelzellen der Magenschleimhaut verhindern, dass der Magen sich selbst verdaut. Sie besitzen eine Barriere, die verhindert, dass die Magensäure sie durchdringt. Diese Schutzzellen des Magens werden ständig erneuert. Bestimmte Nahrungsmittel wie Tee, Kaffee, Alkohol, Medikamente – ganz besonders Schmerz- und Arthritismittel – wirken sich auf diese Zellen aus und schwächen die Barrierefunktion. Ist sie einmal geschwächt, kann die Magensäure die Magenschleimhaut passieren und erreicht die Magenwand, wo sie Unwohlsein und Schmerzen verursacht. Wird die Schutzfunktion ständig geschwächt, können die Zellen nach und nach Schaden nehmen, was Entzündungen und Degenerationen (Gastritis) nach sich zieht. Es können sogar Magengeschwüre entstehen. Das sind Wunden im Magen. Treten sie vermehrt auf und werden nicht rechtzeitig geheilt, kann Magenkrebs entstehen.

Magenübersäuerung entsteht durch falsche Ernährung und kann durch folgende einfache Maßnahmen behoben werden.

1. Ein Glas kalte, gesüßte Milch hilft gegen Übersäuerung. Wer einen empfindlichen Magen hat und zu Übersäuerung neigt, sollte nach jeder Mahlzeit ein Glas kalte gesüßte Milch trinken.
2. Kauen Sie nach jeder Mahlzeit eine Gewürznelke. Kauen Sie nicht zu schnell, sondern behalten Sie sie länger im Mund.
3. Bereiten Sie das folgende Mittel zu und nehmen Sie nach jeder Mahlzeit eine Dosis davon ein.

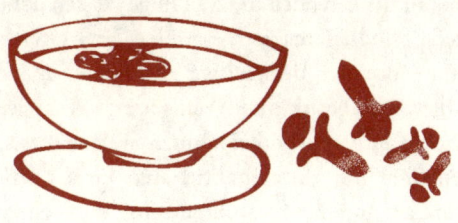

MITTEL GEGEN ÜBERSÄUERUNG

Gewürznelken	30 g
Kardamom	20 g
Fenchelsamen	30 g
Rosinen	50 g
Honig	1 EL

Die Kardamomsamen aus den Kapseln lösen, die drei Gewürze fein mahlen und durchsieben, um ein feines Pulver zu erhalten. Die Rosinen im Mixer oder mit dem Gemüsehacker zerkleinern und mit den Händen unter das Gewürzpulver mischen. Etwas Honig hinzugeben und zu einem Teig verkneten. Den Teig auf der Handfläche zu kichererbsengroßen Tabletten formen und auf einer glatten Fläche trocknen lassen. Alternativ die Masse in einer kleinen trockenen Flasche aufbewahren.

DOSIS: Nach den Mahlzeiten je 2 Tabletten oder eine entsprechende Menge der Paste einnehmen.

4. Vermeiden Sie alles, was bei Ihnen zu Übersäuerung führt. Wenn Sie Alkohol trinken oder andere Dinge zu sich nehmen, auf die Ihr Magen empfindlich reagiert, ergreifen Sie Maßnahmen, bevor die Probleme einsetzen. Beispielsweise reagieren manche Menschen empfindlich auf bestimmte Weinsorten. Wer sich selbst beobachtet, sollte leicht herausfinden können, welche dies sind, und sie meiden.

5. Menschen mit Pitta Prakriti sind für Übersäuerung des Magens besonders anfällig. Sie sollten saure und sehr würzige Speisen vermeiden. Saure Früchte wie Grapefruit, Orangen oder Pflaumen sollten Sie mit Salz und Zucker verzehren, um deren Pitta-Wirkung auf den Körper abzuschwächen.

6. Regelmäßiges Jala Dhauti schützt vor Übersäuerung und hilft, den Magen zu entspannen und rein zu halten. Diese yogische Übung

besteht darin, morgens auf leeren Magen heißes Wasser zu trinken und dieses sofort danach willentlich zu erbrechen. Dies reinigt den Magen von jeglichen unverdauten Essensresten, die im Ayurveda Ama genannt werden.

Magengeschwüre sind kleine Wunden in der Magenschleimhaut. Bei angemessener Behandlung und Ernährung kann der Körper sie selbst heilen. Um die dafür nötigen günstigen Bedingungen zu schaffen, ist eine strikte Diät nötig. Es ist wie bei einer Wunde am Finger: Zunächst tut man alles, um die Wunde sauber zu halten. Man schützt sie vor Reizungen durch Seife, Salz, Essig etc. Dann versorgt man sie mit einer antiseptischen Salbe, um sie vor Infektionen mit Bakterien, Pilzen, Viren etc. zu schützen. Nach ein paar Tagen ist eine solche Wunde dann verheilt, und man hat sie vergessen. Im Gegensatz zum Finger können wir eine Wunde im Magen nicht sehen, aber wir können versuchen, sie zu fühlen und mit ihr zu fühlen. Hier sind einige Maßnahmen, die Sie ergreifen können.

1. Essen Sie keine stark gewürzten, sauren oder scharfen Speisen, sondern einfache Gerichte mit vorwiegend süßem Rasa. Gar gekochter, kleinkörniger Rundkornreis mit frisch bereitetem Joghurt ist sehr zu empfehlen.
2. Mit den folgenden Rezepten können Sie sich angemessen ernähren, wenn Sie an Magengeschwüren leiden.

JOGHURT-REIS

Eine Portion weißen Rundkornreis gründlich waschen und fünf Minuten in Wasser einweichen. Mit der doppelten Menge Wasser in einen Topf geben und einige Fenchelsamen hinzugeben. Bei schwacher Hitze 10 Minuten kochen. Den Reis dann noch weitere 5 Minuten zugedeckt stehen lassen.

Frisch zubereiteten, aktiven Joghurt zunächst auf Zimmertemperatur kommen lassen. Gründlich mit einem Löffel durchrühren und eine Prise Steinsalz einrühren. Den Joghurt mit derselben Menge gekochtem Reis vermengen. Den Reis nicht heiß, sondern lauwarm in den Joghurt geben und in kleinen Portionen essen. Mehrere kleine Mahlzeiten am Tag sind besser als eine große.

GEMISCHTES GEMÜSE

Gemüse mit süßem Rasa wie Karotten, Zucchini, Pastinaken, Kartoffeln, Kürbis, Gemüsefenchel etc. verwenden. Das Gemüse waschen, putzen und in kleine Stücke schneiden und mit Wasser bedeckt bei niedriger Temperatur kochen. Ein paar Fenchelsamen mit ins Kochwasser geben und das Gemüse kochen, bis es gar und das Wasser verkocht ist. Ein wenig Ghee unter das Gemüse rühren und darauf achten, ob der Magen sie verträgt. Dazu passt gekochter Reis. Das Gemüse frisch zubereitet essen. Nicht länger als 5–6 Stunden aufbewahren. Niemals am Vortag zubereitete Speisen essen.

3. Als Frühstück eignet sich gekochter Reis (wie oben beschrieben) mit etwas warmer Milch und Zucker. Statt Kuhmilch kann man auch Weizenmilch nehmen.

WEIZENMILCH

Weizenkörner rund 24 Stunden in Wasser einweichen. Das Wasser abgießen und frisches Wasser hinzufügen. Die Mischung im Mixer zerkleinern und durch ein Sieb streichen, um alle Flüssigkeit (Weizenmilch) herauszupressen. Dazu muss der Weizen recht stark gepresst werden. Die Weizenmilch mit derselben Menge Kuhmilch mischen und unter ständigem Rühren einige Minuten kochen. Bei stark fortgeschrittenen Magengeschwüren können Patienten teils selbst Kuhmilch nicht mehr verdauen. In diesem Fall nur Weizenmilch verwenden. Die Milch nach Geschmack mit etwas Kandiszucker süßen. Dieses Mittel wirkt magenberuhigend.

4. Als Frühstück eignet sich auch gekochter Reis mit etwas Zucker und Ghee. Der Reis sollte aber immer gut durchgegart sein, denn nicht garer Reis ist schlecht verdaulich.

5. Verwenden Sie frische, nicht homogenisierte Bio-Milch. Stellen Sie den Joghurt für Ihren Joghurt-Reis und andere Speisen daraus selbst her.

6. Reisstärke zubereiten: Kochen Sie Bio-Rundkornreis gut 30 Minuten in reichlich Wasser. Seihen Sie die Reisstärke ab und rühren Sie sie zum Verzehr in eine Gemüsesuppe.

7. Bei Magengeschwüren sind Früchte wie reife Papaya, süße Birnen und Bananen gut verträglich.

8. Während der Heilung sollten Sie nur so viel essen, wie Sie gerade zum Leben benötigen. So muss der Magen nur minimal arbeiten und erhält genügend Zeit, sich selbst zu heilen.

WEITERE MASSNAHMEN ZUR HEILUNG VON MAGEN-GESCHWÜREN

Massieren Sie Ihren Bauch täglich zwei Mal mit schmerzlinderndem Öl, wie bereits beschrieben, einmal vor dem Bad und einmal vor dem Schlafengehen. Dies hilft, die versteifte, schmerzende Magenmuskulatur zu entspannen.

Verzweifeln Sie nicht an Ihrer Erkrankung. Bleiben Sie zuversichtlich, dass es Ihnen bald besser gehen wird. Lassen Sie sich nicht von der Erkrankung beherrschen, sonst werden Sie nervös und ängstlich, was den Heilungsprozess nur verlangsamt.

APPETITLOSIGKEIT

Ayurveda bezeichnet Appetitlosigkeit als Aruchi. Dabei wird man hungrig, verspürt aber nicht die geringste Lust zu essen. Heranwachsende Kinder leiden häufig darunter. Hier folgen einige gute Mittel gegen diese Störung.

1. Essen Sie eine halbe Stunde vor jeder Mahlzeit einige kleine, mit Zitronensaft beträufelte und mit Steinsalz bestreute Scheiben frischen Ingwer (1–2 g). Verglichen mit Meersalz ist Steinsalz weich und enthält neben Natriumchlorid diverse Mineralien. Wer das Kauen von frischem Ingwer als zu intensiv empfindet, kann 1 TL Ingwersaft mit ¼ TL Zitronensaft und einer Prise Salz nehmen. Sie können dies nach Wunsch auch mit etwas Wasser einnehmen.

2. Kinder leiden häufig an Appetitlosigkeit, lassen sich aber nur schwer dazu überreden, dieses Mittel einzunehmen. Bereiten Sie für Kinder daher einen Ingwertrunk aus Ingwer-Zitronen-Sirup (s. rechts) zu und geben Sie ihnen vor den Mahlzeiten ein wenig davon.

INGWER-ZITRONEN-SIRUP

Ingwerpulver	100 g
Zitronensaft	100 g
Zucker	1 kg

1 l Wasser zum Kochen bringen, Ingwer und Zucker hineingeben und gelegentlich umrühren. Bei schwacher Hitze 45 Minuten zu Sirup einkochen. Den Sirup abkühlen lassen und dann durch ein Passiertuch oder feines Sieb abseihen. Anschließend den Zitronensaft einrühren. Den Sirup in einer sauberen Flasche aufbewahren.

DOSIS: 2 Esslöffel Sirup in 150 ml Wasser gelöst, ergeben einen Ingwertrunk. Das Verhältnis von Wasser zu Sirup kann nach Geschmack angepasst werden. Trinken Sie den Ingwertrunk zwei Mal täglich rund ½ Stunde vor einer Hauptmahlzeit.

3. Zitronen-Ajwain ist ebenfalls ein gutes Mittel zur Behandlung von Appetitlosigkeit. Ich habe ihn bereits als Mittel gegen Magenschmerzen erwähnt.

ZITRONEN-AJWAIN

Ajwain	100 g
Kala Namak	50 g
Zitronensaft	50 ml

Den gesäuberten, getrockneten Ajwain auf einem Teller ausbreiten und die Hälfte des Zitronensafts sowie alles Salz darübergeben. Kala Namak ähnelt Steinsalz, ist aber dunkel und hat einen stechenden Geruch. Es ist in Bio- und Asia-Läden erhältlich. Der Ajwain sollte mit Zitronensaft getränkt sein. Nach einigen Stunden hat er einen Teil des Safts aufgenommen, und ein Teil des Wassers ist verdunstet. Dann den übrigen Zitronensaft hinzugeben und mit einem Löffel umrühren. Je nach Wetter benötigt die Mischung ein bis zwei Tage zum Trocknen. Die getrocknete Mischung in einem sauberen Schraubglas aufbewahren.

DOSIS: ½ TL Zitronen-Ajwain entweder langsam kauen und dann hinunterschlucken oder mit etwas warmem Wasser einnehmen.

4. Nehmen Sie das bereits beschriebene Viersamenpulver in der üblichen Menge von ½ TL, aber diesmal zwei Mal täglich 15–30 Minuten vor einer Hauptmahlzeit.
5. Kauen Sie 15 Minuten vor einer Mahlzeit einige Curryblätter. Nehmen Sie rund zehn Blätter in den Mund und kauen Sie gründlich. Schlucken Sie den Saft hinunter und spucken Sie die harten Blattreste aus.
6. In indischen Haushalten behandeln wir Appetitlosigkeit oft mit speziellen Beilagen wie Chutneys oder sauren Suppen wie Rasam. Hier finden Sie mein Rezept für Minz-Chutney, das einfach zuzubereiten ist.

MINZ-CHUTNEY ALS APPETITANREGER

Minze	200 g
Zwiebeln	2 Stück
Ingwer, fein geschnitten	1 EL
Knoblauch	7–8 Zehen
Zitronensaft	1 EL
Steinsalz	1 TL
Grüne Chilischoten (nach Wunsch)	1 Stück
oder Paprikapulver	½ TL

Alle Zutaten in den Mixer geben und fein zermahlen.

DOSIS: Nehmen Sie 1–2 Löffel Chutney zu jeder Mahlzeit ein oder auf einem Stück Brot direkt vor dem Essen. Alternativ können Sie es auch in eine Suppe oder in Nudeln einrühren.

AUFSTOSSEN, BLÄHUNGEN UND FLATULENZ

Alle drei Symptome entstehen durch im Verdauungstrakt gefangene Luft, die sich ihren Weg bahnt. Die Luft sorgt für ein Aufblähen des Bauchs und löst sich durch Aufstoßen oder Flatulenz. Im Folgenden beschreibe ich die Hauptgründe für diese Probleme:

1. Schlechte Essgewohnheiten wie zu häufiges oder übermäßiges Essen zählen zu den wichtigsten Ursachen. In vielen Fällen hilft schon die Einhaltung der bereits beschriebenen acht Prinzipien der Ayurveda-Ernährung, um die Probleme zu lösen. Aber auch ein zu spätes Abendessen, nach dem man sofort zu Bett geht, Duschen oder Schwimmen nach dem Essen können diese Probleme auslösen.

2. Blähungen entstehen durch schwerverdauliche Nahrung wie z.B. Getreide und Linsen und durch Nahrungsmittel, die man gewöhn-

lich nicht zu sich nimmt. Wenn Sie normalerweise keine Linsen, Kichererbsen, Brot oder Milch zu sich nehmen, kann der Verzehr ebenso zu Problemen führen wie sehr würzige oder ölige Speisen, wenn man nicht daran gewöhnt ist.

3. Vorgekochte Speisen *(Basa)*, die mehrere Tage aufbewahrt werden, sowie eingemachte Nahrungsmittel (Konserven) können ebenfalls diese Probleme verursachen.

4. Das Unterdrücken des natürlichen Stuhl- oder Harndrangs und Einhalten führen unmittelbar zu Blähungen und Flatulenz.

5. Große Sorgen oder Nervosität können Blähungen verursachen. Starke Wut stört den Stoffwechsel *(Agni)* und löst Aufstoßen und Übersäuerung aus. Hektik und nervöses Verhalten führen zu einem aufgeblähten Bauch und verursachen Verstopfung und Flatulenz.

6. Flatulenz und Verstopfung hängen zusammen. Wenn Sie häufig an Verstopfung oder nur teilweiser Entleerung leiden, rührt die Flatulenz von einer Vata-Störung im Magen-Darm-Trakt her.

MITTEL GEGEN AUFSTOSSEN, BLÄHUNGEN UND FLATULENZ

Im Folgenden finden Sie mehrere Mittel, um diese drei Probleme zu behandeln, die immer zusammenhängen. Achten Sie außerdem darauf, die oben beschriebenen auslösenden Faktoren zu meiden.

1. Schlagen Sie rund 150 ml Joghurt gründlich auf und rühren Sie ½ TL Ajwain und ¼ TL Kala Namak ein. Schlagen Sie den Joghurt erneut gut auf. Essen Sie diesen Joghurt zwei Wochen lang täglich nach dem Mittagessen, um Aufstoßen, Blähungen und Flatulenz zu heilen. Achten sie darauf, den Magen beim Essen (inkl. dieses Joghurts) nur zu zwei Dritteln zu füllen.

2. Viersamenpulver besteht, wie bereits beschrieben, aus Bockshornklee, Ajwain, Kressesamen und Schwarzkümmel und ist ein ausgezeichnetes Mittel gegen alle drei Probleme. Nehmen Sie zwei Mal

täglich nach einer Hauptmahlzeit je ½ TL des Pulvers mit heißem Wasser ein.

3. Zitronen-Ajwain hilft gegen Aufstoßen. Kauen Sie ½ TL davon nach jeder Mahlzeit.

4. Zerstoßen Sie zwei kleine Knoblauchzehen aus biologischem Anbau zusammen mit fünf bis sechs Rosinen (dies ist die Dosis für einen Erwachsenen). Das Mittel löst Blähungen sofort.

5. Nehmen Sie bei Blähungen und Aufstoßen alle vier Stunden ½ TL der Gewürzmischung H mit heißem Wasser ein.

6. Ein sehr effektives Mittel gegen Blähungen sind Murraya (Curry-blätter). Das Kauen einiger Blätter hat einen sofortigen Effekt. Frische Curryblätter sind in Europa nur selten erhältlich. Getrocknet verlieren sie ihre medizinische Wirkung sowie ihren Geschmack. Samen und Pflanzen des indischen Curryblatts (Currybaum) sind aber im Online-Handel und in manchen Gartenmärkten erhältlich und lassen sich einfach im Topf ziehen.

SCHLECHTER GESCHMACK IM MUND UND MUNDGERUCH

Ein übler Geschmack im Mund oder Mundgeruch haben gemeinhin zwei Ursachen: entweder schlechte Zähne und Zahnfleisch oder eine schwache Leber. Blutendes, schwammiges Zahnfleisch kann von einer Infektion herrühren und Mundgeruch verursachen. Dieses Problem wird später im Buch behandelt. Wenn Sie zudem eine belegte Zunge haben, rührt der Mundgeruch von der Leber und den Verdauungssäften her.

GEWÜRZNELKEN UND KARDAMOM ZUR MUNDERFRISCHUNG

Eine Gewürznelke im Mund halten, ohne sie zu zerkauen. Nach einer Weile wird sie sehr weich, und man schluckt sie automatisch. Abwechselnd Nelken und Kardamomsamen auf diese Weise einnehmen.

Nehmen Sie neben achtsamen Essgewohnheiten und der Befolgung der acht Prinzipien der Ayurveda-Ernährung vor und nach den Mahlzeiten folgende Mittel ein, um das Agni (Verdauungsfeuer) zu fördern.

AJWAIN-TEE (ZUR EINNAHME VOR DEN MAHLZEITEN)

FÜR EINE DOSIS: ½ TL Ajwain in 200 ml Wasser geben und 2–3 Minuten bei schwacher Hitze köcheln lassen. 15 Minuten vor einer Mahlzeit einnehmen.

VERDAUUNGSMITTEL (ZUR EINNAHME NACH DER MAHLZEIT)

Schwarzkümmel	50 g
Ajwain	50 g
Kreuzkümmel	50 g

Die Gewürze säubern und trocknen. Den Kreuzkümmel einige Minuten in der heißen Pfanne rösten. Alle drei Gewürze zu Pulver zermahlen und in einem sauberen, trockenen Schraubglas aufbewahren.

DOSIS: Die Dosis für einen Erwachsenen beträgt je nach Körpergewicht ½–1 TL. Kinder über acht Jahre nehmen ½ TL, Kinder unter acht Jahren ¼ TL ein. Das Pulver sollte jeweils mit heißem Wasser rund 1 Stunde nach dem Essen eingenommen werden.

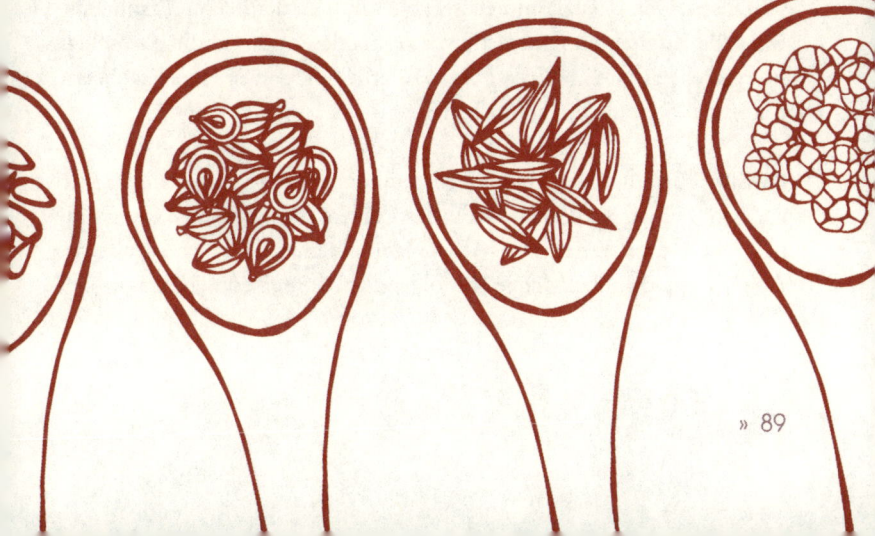

BELEGTE ZUNGE UND SCHWACHE LEBER

Leiden Sie schon seit längerer Zeit an einer belegten Zunge und Mundgeruch, dann kann dies an einer Schwäche bzw. Fehlfunktion der Leber liegen. Aber auch Virusinfektionen können eine belegte Zunge und Mundgeruch hervorrufen. In diesem Fall sind die Symptome aber nur vorübergehend und verschwinden von alleine.

LEBERSTÄRKENDE UND VERDAUUNGS-FÖRDERNDE MISCHUNG

Getrockneter Ingwer	10 g
Ajwain	10 g
Langer Pfeffer	5 g
Schwarzer Pfeffer	5 g
Kreuzkümmel	10 g
Schwarzkümmel	10 g
Dillsamen	10 g
Gewürznelken	10 g
Getrocknete Minzeblätter	10 g
Kardamom	10 g

Alle Zutaten säubern und trocknen. Die Kardamomsamen aus den Kapseln lösen. Den Kreuzkümmel etwa 1 Minute in der heißen Pfanne rösten. Alle Zutaten zu feinem Pulver zermahlen und gründlich mischen. Durchsieben, um ein feines Pulver zu erhalten, und in einem sauberen, trockenen Schraubglas aufbewahren.

DOSIS: Für ein allgemeines Lebertonikum rund 15 Tage lang täglich vor dem Schlafengehen ½–¾ TL des Pulvers mit warmem Wasser einnehmen. Gegen Kater nach Alkoholgenuss einen ¾ TL am Ende des Abends und dieselbe Menge am folgenden Morgen einnehmen

Die folgenden Maßnahmen dienen zur Vorbeugung:

1. Meiden Sie weißen Zucker und damit zubereitete Speisen. Verwenden Sie stattdessen braunen Kandiszucker, Jaggery oder andere Arten von Rohr- oder Palmzucker.
2. Trinken Sie nicht zu viel Tee oder Kaffee und vermeiden Sie Alkoholgenuss während der Behandlung.
3. Vermeiden Sie allzu lange Intervalle zwischen den Mahlzeiten. Essen Sie regelmäßig und immer zu denselben Zeiten warme Speisen.
4. Meiden Sie gehärtete Fette wie Margarine und verzichten Sie auf Rapsöl. Sie sorgen für eine träge Leberfunktion. Verwenden Sie lieber kleine Mengen Olivenöl, Sesamöl oder Ghee.
5. Meiden Sie Gebratenes und Frittiertes und schließen Sie Suppen und Salate in Ihre Mahlzeiten mit ein. Nutzen Sie die beschriebene Gewürzmischung H regelmäßig in Salaten und Suppen. Bereiten Sie Salatsaucen vorzugsweise mit Limetten- oder Zitronensaft zu.

DURCHFALL

Wenn Sie an einem Tag vier bis fünf Mal zur Toilette gehen und flüssigen Stuhl haben, müssen Sie nicht gleich in Panik verfallen und etwas unternehmen. Manchmal reinigt sich der Körper so auf natürliche Weise von überschüssigem Pitta. Ist aufgrund bestimmter Speisen, sehr heißer Witterung etc. zu viel Hitze im Körper, scheidet der Körper sie in Form von flüssigem Stuhl aus. Dieser Durchfall hört von allein wieder auf. Sie sollten jedoch mit der Nahrung vorsichtig sein. Essen Sie Möhrensuppe oder einfachen Joghurtreis in kleinen Mengen.

Wird der flüssige Stuhl jedoch von Magenschmerzen und verstärkten Darmbewegungen, Blähungen und schleimigem Ausfluss begleitet, sollten Sie die folgenden Mittel nehmen.

MUSKATBLÜTE GEGEN DURCHFALL

1 Prise Muskatblütenpulver mit 2 EL cremigem Joghurt verrühren und alle vier Stunden einnehmen. Ausreichend trinken, mittags nur Joghurt und abends Möhren-Kartoffel-Suppe essen. Mungbohnensuppe mit ein paar Möhren, Kurkuma, Kreuzkümmel, Ajwain und ein wenig Ghee ist ebenfalls sehr wohltuend.

FENCHELSAFT GEGEN DURCHFALL

Fencheltee hilft nicht so effektiv gegen Durchfall, da er hitzeempfindlich ist. Um den Saft aus Fenchelsamen zu extrahieren, vermengen Sie sie mit etwas Wasser und streichen sie durch ein Sieb.

DOSIS: Alle 4 Stunden je nach Stärke des Durchfalls 1–2 TL mit ein wenig zimmerwarmem Wasser einnehmen. Sobald eine Besserung eintritt, das Mittel nicht mehr nehmen. Kinder nehmen je nach Alter ½–¾ TL. Für kleine Kinder 1 TL des Safts mit 5 TL Wasser mischen und alle 4 Stunden 1 TL der Lösung verabreichen.

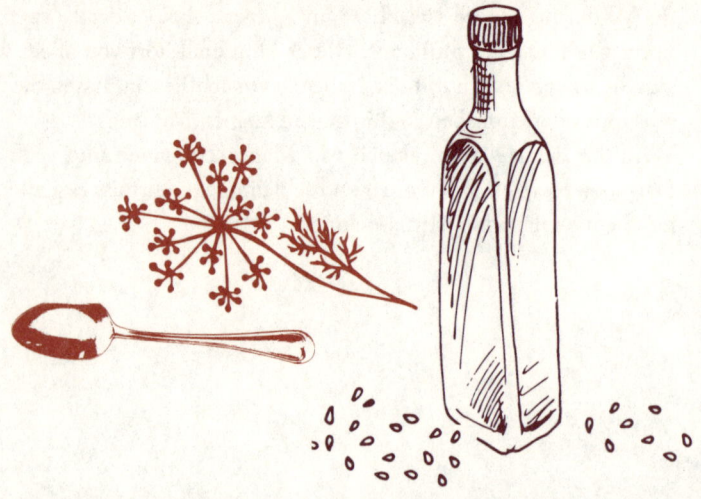

JUCKREIZ IM AFTER

Jucken im After ist ein weitverbreitetes Problem. Es entsteht entweder durch Trockenheit oder leichte Infektionen. Hier folgen einige Maßnahmen zur Behandlung:

1. Nach dem Duschen etwas Öl in die Analöffnung reiben. Bei der Anwendung zwischen Öl und Ghee abwechseln.
2. Ist das Problem hartnäckig, verwenden Sie reines, kaltgepresstes Senföl. Sollte Senföl nicht erhältlich sein, bereiten Sie das Senfsaatenextrakt selbst zu.
3. Auf dieselbe Weise können Sie auch Kurkumaöl herstellen. Haben Sie Schwellungen an oder in der Analöffnung, tragen Sie Kurkumaöl auf. Reinigen Sie sich anschließend jedoch gründlich, da Kurkuma hartnäckige Flecken hinterlässt.
4. Auf ähnliche Weise können Sie auch Knoblauch-Ghee zubereiten. Geben Sie vier bis fünf Knoblauchzehen in heiße Ghee und seihen Sie sie hinterher ab. Tragen Sie die abgekühlte Knoblauch-Ghee um die Analöffnung auf.

SENFSAATEXTRAKT

Senfsamen	1 EL
Oliven- oder Sesamöl	3 EL

Die Senfsamen zerstoßen. Das Öl in einem Topf rauchheiß erhitzen, dann langsam und vorsichtig das Senfpulver hineingeben. Vom Herd nehmen und mehrere Stunden ziehen lassen. Das Öl durch einen Filter abseihen und täglich anwenden.

HALS- UND LUNGENINFEKTIONEN

HALSSCHMERZEN

Normalerweise beginnt die Infektion im Rachen und breitet sich von dort aus. Deshalb sollte man bei den ersten Anzeichen von Reizung, Trockenheit oder Schmerzen sofort handeln. Hier folgen einige einfache Mittel zur Behandlung einer einsetzenden Halsinfektion.

1. Ein sehr einfaches Mittel gegen Halsschmerzen ist Ingwer. Man kann kandierten Ingwer abgepackt kaufen und beim ersten Anzeichen von Halsschmerzen einige Stücke kauen. Auch frischer Ingwer mit Kandiszucker kann die beginnende Infektion bekämpfen.

2. Auf den folgenden Seiten finden Sie ein Rezept für einen schnell wirkenden schmerzlindernden Tee, den Sie trinken und mit dem Sie gurgeln können.

3. Kauen auf einem kleinen Stück Süßholz hilft ebenfalls.

4. Fenchel, Gewürznelken und Kardamom sind wirksame Heilmittel. Sie können sie einzeln kauen oder von jedem eine kleine Menge gleichzeitig in den Mund nehmen. Nehmen Sie die Samen einer Kardamomkapsel, eine Gewürznelke und eine Prise Fenchel und kauen Sie die Mischung langsam.

5. Aus verschiedenen Kräutern können Sie Halspastillen selbst herstellen.

HALSPASTILLEN

Kardamom	5 g
Lorbeerblätter	5 g
Zimt	5 g
Gewürznelken	5 g
Fenchel	10 g
Pfefferkörner	15 g
Süßholz	25 g
Getrocknete Datteln	25 g
Rosinen	25 g
Honig	1 EL

Alle Zutaten mit Ausnahme der Datteln und Rosinen fein zermahlen und durchsieben. Datteln und Rosinen zerdrücken und mit Honig und dem Pulver zu einer Paste verrühren. Sie können die Paste entweder in einem Schraubglas aufbewahren oder zwischen den Händen zu Pastillen von der Größe einer Kichererbse rollen und an einem schattigen Ort auf einem Teller trocknen lassen. Bewahren Sie diese Pastillen in einem Schraubglas auf.

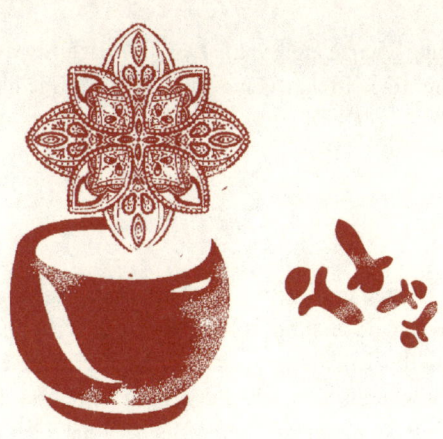

ERKÄLTUNG, HUSTEN UND FIEBER

Bei laufender Nase hilft das folgende einfache Mittel.

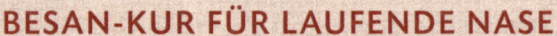

BESAN-KUR FÜR LAUFENDE NASE

Kichererbsenmehl (Besan)	2 EL
Ghee	2 TL
Wasser	200 ml
Kandiszucker	nach Geschmack

Besan wird nicht aus den Kichererbsen gemacht, die Sie aus der indischen und orientalischen Küche kennen, sondern aus kleinen, braunen Erbsen, die man auf Hindi Kala Channa nennt. Das Mehl unter ständigem Rühren bei schwacher Hitze 1 Minute in der Ghee braten. Etwas Zucker einrühren und sofort Wasser hinzugeben. Aufkochen und bei schwacher Hitze 1 Minute kochen lassen. Heiß trinken.
Meiden Sie nach dem Trinken Zugluft und Kälte. Am besten legen Sie sich hin und decken sich zu. Unter Umständen schwitzen Sie auch nach diesem Getränk.

DOSIS: Die obige Menge ergibt eine Dosis. Je nach Schwere der Erkältung können Sie das Mittel zwei bis drei Mal täglich trinken.

INHALATION

Bei Erkältung, Husten und verstopfter Nase ist das Inhalieren heilender Dämpfe von großer Bedeutung. Inhalieren Sie bei einer Erkältung zwei Mal täglich, bis die Erkältung auskuriert ist. Bei Problemen mit den Nebenhöhlen inhalieren Sie noch einige Tage weiter, bis das überschüssige Sekret abläuft. In meinen früheren Büchern habe ich die Inhalation mit ätherischen Ölen wie Kampfer, Citronella, Eukalyptus und Menthol beschrieben. Hier soll es aber um einfache Hausmittel aus alltäglichen Zutaten gehen. Für das folgende Rezept können Sie die Zutaten zu einem Pulver zermahlen und für den Ernstfall bereithalten.

GEWÜRZ-INHALATIONSMISCHUNG

Ajwain	10 g
Zimt	10 g
Gewürznelken	10 g
Getrocknete Minzeblätter	10 g
Fenchel	10 g
Kardamom	10 g
Pfeffer	10 g

Die Kardamomsamen aus der Kapsel lösen. Alle Zutaten trocknen, mahlen und in einem Schraubglas aufbewahren. Für die Inhalation ¼ TL Pulver in heißes Wasser rühren und den Dampf tief einatmen. Den Dampf einen Moment einhalten und dann kraftvoll ausatmen. Nach 10–15 Atemzügen eine weitere Prise des Pulvers einrühren, da die ätherischen Öle schnell verdampfen. Mehrfach wiederholen.
Während der Inhalation löst sich Schleim in Nase und Rachen. Schnauben Sie kräftig und spucken Sie aus. Fahren Sie mit der Inhalation fort.

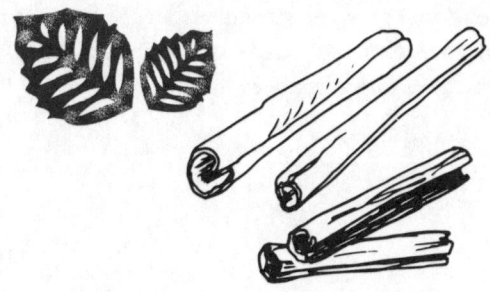

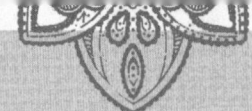

CHRONISCHER HUSTEN UND ASTHMA

Bei chronischem Husten und Asthma gelten neben den oben beschriebenen Kuren folgende Grundregeln:

1. Führen Sie regelmäßig Pranayama oder andere Atemübungen durch. Das kann anfangs schwerfallen, sollte aber nach Möglichkeit regelmäßig erfolgen. Mit fortschreitender Besserung fallen auch die Übungen leichter, und Sie können Ihre Fortschritte überprüfen.
2. Führen Sie regelmäßig Jala Dhauti durch, indem Sie morgens auf nüchternen Magen heißes Wasser trinken und absichtlich erbrechen. Durch das Ausstoßen des Wassers aus dem Magen wird auch Schleim aus der Luftröhre gezogen, und Sie fühlen sich besser. Säuglinge erbrechen häufig, wenn sie Husten haben, und fühlen sich hinterher besser.
3. Essen Sie keine Nüsse, trockene Speisen wie Kekse und Brot oder Kaltes wie Bananen, kalte Milchprodukte, Joghurt oder Eiscreme. Trinken Sie nichts Kaltes, sondern nur Heißgetränke und warmes Wasser.
4. Essen Sie nur sehr leichte Gerichte und Suppen, Schleimsuppen, gut gekochten Reis in Suppe und Ähnliches.
5. Trinken Sie adstringierende Kräutertees z.B. aus Thymian oder Ajwain.
6. Führen Sie bei Asthma regelmäßig morgens und abends vor dem Schlafengehen die Yogaübung Bhujangasana (auch als die »Kobra« bekannt) durch. Diese Übung energetisiert den Brustraum für die Nacht, wenn sich beim Schlafen der meiste Schleim ansammelt.
7. Nehmen Sie die unten beschriebene Medizin täglich vor dem Schlafengehen ein. Sie ist etwas umständlich zuzubereiten, da man sie jeden Tag frisch machen muss und das Entsaften der Tulsiblätter und des Ingwers kraft- und zeitaufwendig ist.

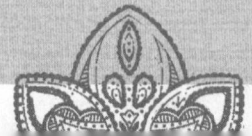

ASTHMA-MEDIZIN

Ingwersaft	1 TL
Tulsisaft	1 TL
Pfeffer	1 Prise
Honig	1 TL

Die 4 Zutaten vermengen und vor dem Schlafengehen einnehmen. Danach kein Wasser mehr trinken.

Werden Husten oder Asthma durch Allergien ausgelöst, sollten Sie eine Kurkuma-Kur durchführen. Nehmen Sie ein Jahr lang jeden Tag 1 TL Kurkuma ein. Bereiten Sie sich die weiter oben beschriebene Kurkumamilch zu. Dem Ayurveda zufolge reinigt sie allmählich das Blut und befreit von Allergien und Hautproblemen. Wenn Sie eine Laktoseintoleranz haben, rösten Sie 1 TL Kurkuma 30 Sekunden in etwas heißer Ghee. Geben Sie etwas Zucker hinzu und rösten sie weitere 30 Sekunden. Dann nehmen Sie die Mischung ein.

VERSTOPFTE NEBENHÖHLEN

Ich beschreibe hier drei grundsätzliche Methoden zur Behandlung verstopfter oder entzündeter Nebenhöhlen. Bei der ersten handelt sich um eine Inhalation, wie icwh sie bereits oben beschrieben habe. Sie muss allerdings regelmäßig erfolgen und mit speziellen Atemübungen unterstützt werden. Sie besteht aus vier Schritten.

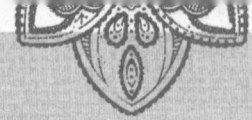

PRANA-INHALATIONEN

1. Halten Sie die Nase dicht über den Dampf und atmen Sie abwechselnd durch Mund und Nase. Halten Sie den Dampf wie beim Pranayama einige Sekunden ein. Das kann Sie mehrmals zum Husten und Spucken bringen, und Sie müssen sich eventuell die Nase putzen. Spucken Sie Speichel aus und schneuzen Sie sich. Ihre Nasengänge werden nach und nach freier, und Sie können den intensiven Dampf leichter und tiefer einatmen.

2. Als Nächstes halten Sie das rechte Nasenloch mit dem Finger zu und atmen vier bis fünf Mal tief durch das linke Nasenloch ein. Wiederholen Sie den Vorgang auf der anderen Seite.

3. Im dritten Schritt atmen Sie tief ein, halten Nase und Mund fest zu und pressen den Dampf mit großer Kraft nach oben, als wollten Sie Ihren gesamten Kopf damit füllen. Sie werden die Wirkung des Dampfs bis in die Ohren hinein spüren. Atmen Sie aus, sobald Sie den Dampf nicht mehr einhalten können. Wiederholen Sie den Schritt vier bis fünf Mal.

4. Im vierten Schritt atmen Sie tief ein, halten Mund und Nase fest mit der Hand zu, legen den Kopf nach hinten und drehen ihn von einer Seite auf die andere. Halten Sie den Dampf so lange ein, wie Sie können. Wiederholen Sie auch diesen Schritt fünf Mal.

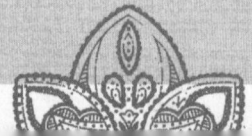

JALA NETI

Die zweite wirksame Behandlungsmethode bei Nebenhöhlenentzündung ist Jala Neti, eine yogische Übung, bei der man mittels einer Nasenspülkanne warmes Wasser in ein Nasenloch hinein- und durch das andere hinauslaufen lässt. Die Technik muss von einem Lehrer erlernt werden und wird täglich ausgeführt. Sie öffnet langsam die blockierten Nasengänge und lindert den Schmerz in den Nebenhöhlen. Sie schmilzt aufgestautes Kapha und führt es ab. Gestörtes Kapha verfestigt sich wie Wachs und muss durch Heilmittel wieder verflüssigt werden, um abzufließen. Auch wenn das Neti-Wasser nicht in alle Bereich der Nebenhöhle gelangt, macht es den Weg für Vata frei und weicht das Kapha in den unerreichten Regionen um die Augen und Jochbeine herum auf. Sie werden bei regelmäßigem Jala Neti feststellen, dass an den ersten Tagen beim Schneuzen dunkler Schleim ausgeworfen wird. Nach einigen Tagen tritt aber nur noch Flüssigkeit aus, und der Schmerz verschwindet.

KURKUMAKUR

Trinken Sie zwei Mal täglich Kurkumamilch, bis Sie geheilt sind.

DODHI ODER 30-TAGE-WEIZENMILCHKUR

Diese Kur ist für Menschen unerlässlich, die regelmäßig erkältet sind und eine verstopfte Nase und Nebenhöhlen haben. Sie muss einen Monat lang regelmäßig angewendet werden.

WEIZENMILCH

Bio-Weizen	100 g
Kuhmilch	100 ml
Ghee	1 TL
Kardamom	3 Stück
Gehackte Mandeln	1 EL
Kandiszucker	2 TL (nach Wunsch)

Den Weizen waschen und in Wasser einweichen. Nach 24 Stunden abgießen und mit etwas Wasser im Mixer zerkleinern. Die Mischung abseihen und die Weizenstärke auffangen. Wenn sie zu dickflüssig wird, etwas mehr Wasser hinzugeben. Dieser Extrakt wird Weizenmilch genannt. Filtern Sie diese.
Die Ghee in einem Topf erhitzen und die geschälten Kardamomsamen hineingeben. Die Weizenmilch hinzugeben und 1–2 Minuten kochen, unter ständigem Rühren, damit die Mischung nicht ansetzt. Kuhmilch und Zucker hinzugeben und unter Rühren 2–3 Minuten kochen. Zum Schluss die Mandeln hinzugeben.

DOSIS: Das Rezept ergibt eine Tagesdosis. Kinder unter zwölf Jahren nehmen die Hälfte. Trinken Sie die Milch täglich vor dem Schlafengehen, vermeiden Sie Zugluft und halten Sie sich warm.

☼ *Diese Kur kostet Zeit und Mühe, wirkt aber bei chronischer Erkältung und Nasennebenhöhlenentzündung Wunder.*

AYURVEDISCHE ALTERNATIVEN ZU ANTIBIOTIKA

Heutzutage werden Antibiotika im Übermaß und auch für Beschwerden verschrieben, für die sie gar nicht nötig sind, beispielsweise bei Grippe und anderen viralen Infekten. Antibiotika töten Bakterien, aber keine Viren.

In der ayurvedischen Pharmakologie kennen wir zahlreiche Pflanzen mit antibiotischer Wirkung, und selbst unsere Hausapotheke bietet einige Alternativen. Ayurvedische Heilmittel wirken nicht so drastisch wie allopathische Antibiotika, die auch gleich alle nützlichen Bakterien abtöten und so heftigste Nebenwirkungen verursachen. Warum nehmen Menschen dann so starke Medikamente, die ihnen mehr schaden als nützen? Weil sie Angst haben. Das gesamte allopathische System beruht auf Angst und Schrecken. 1998 hatte ich einen Unfall mit einer offenen Wunde und inneren Verletzungen und musste im Krankenhaus genäht werden. Meine Weigerung, dort zu bleiben und Schmerzmittel und Antibiotika zu nehmen, schockierte die Ärzte. Die gute alte Kurkuma, die die Weisen schon vor 5000 Jahren als »das beste aller Heilmittel« bezeichneten, half mir zusammen mit anderen Maßnahmen ganz wunderbar.

Husten, Erkältung und Brustinfektionen, die in kaltem Wetter auftreten, sind meist bakteriell bedingt, während in warmem Klima die Viren vorherrschen. Vor und nach einer Kieferoperation oder während der Wundheilung müssen Sie unter Umständen mehrere Dosen eines der unten ausgeführten antibiotischen Mittel einnehmen.

Ich beschreibe hier einige Formeln mit einzelnen Pflanzen und später auch eine antibiotische Mischung aus zehn Pflanzen aus unserer Hausapotheke.

KNOBLAUCH ALS ANTIBIOTIKUM

Ayurveda-Gelehrten zufolge besitzt Knoblauch Millionen von Eigenschaften, aber man muss vorsichtig damit umgehen. Er ist sehr stark und kann bei falscher Anwendung Nebenwirkungen haben. Menschen mit schwachem Agni können ihn schlecht verdauen. Als Antibiotikum braucht man etwas höhere Dosen als für ein Rasayana gegen Müdigkeit, deshalb werden auch ein paar ausgleichende Zutaten verwendet.

KNOBLAUCH ALS ANTIBIOTIKUM

Bio-Knoblauch	100 g
Ghee	100 g
Honig	100 g

Knoblauch schälen und im Mörser oder Mixer fein pürieren. Die Ghee zerlassen, aber nicht zu stark erhitzen. Am besten gelingt das im heißen Wasserbad. Sobald sie zerlassen ist, den Honig hinzugeben und kräftig mit der Ghee verschlagen. Das Knoblauchpüree hinzugeben und erneut unter kräftigem Schlagen glattrühren.

DOSIS: Erwachsene nehmen alle vier Stunden ½ TL. Personen über 75 kg nehmen diese Dosis alle drei Stunden. Kinder nehmen nur eine Prise. Unmittelbar anschließend kein Wasser trinken.

VORSICHTSMASSNAHMEN: Trinken Sie während der Kur reichlich Wasser und nehmen Sie kühlende und ausgleichende Dinge zu sich, wie Ghee, Reis, Zucchini, Möhren und süßes Obst.

ASANT (HINGU) ALS ANTIBIOTIKUM

Asant ist ein wunderbares Antibiotikum, riecht aber sehr intensiv. Daneben ist er auch ein großartiges Heilmittel für Vata-Beschwerden wie Gelenkschmerzen, einige Nervenerkrankungen, Rheuma und Arthritis. Er hilft Frauen nach der Geburt bei der Reinigung des Uterus. Darüber hinaus stärkt er das Herz und gleicht überschüssige Blutfette wie Cholesterin aus. Er heilt Aufstoßen und stärkt das Verdauungsfeuer (Agni). Er ist ein großartiges Schmerzmittel und wird in Wasser gelöst direkt auf die betroffene Stelle aufgetragen. Asant dient in der indischen/ayurvedischen Küche auch als Gewürz und wird in Heilmitteln wie Heengadivati, Hingavashtak Churna, Rajahpravartani Vati usw. verwendet. Diese komplexen Heilmittel spielen aber für unsere Apotheke keine Rolle, weil wir uns auf einfache Hausmittel beschränken.

Dank seiner äußerst heißen Natur muss Asant sehr vorsichtig angewendet werden. Halten Sie sich bitte streng an die vorgegebenen Dosen und Vorsichtsmaßnahmen.

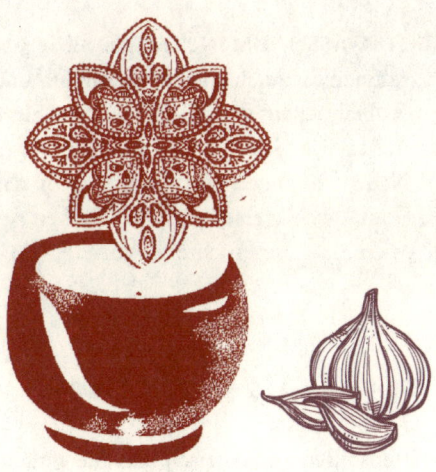

ASANT ALS ANTIBIOTIKUM

Asant	1 g
Ghee	50 g

Nur reinen Asant und keinen synthetischen Ersatz verwenden. Reiner Asant ist in der Regel etwa dreißig Mal teurer als synthetischer. Den Asant zu feinem Pulver zermahlen, die Ghee stark erhitzen, das Pulver hineingeben und die Mischung vom Herd nehmen. Kurz durchrühren und in ein Schraubglas abfüllen.

DOSIS: Dieses Rezept reicht für zehn Dosen. Zwei Mal täglich ½ TL der Mischung einnehmen oder diese Menge in eine klare Gemüsesuppe einrühren.
Bei einer schweren bakteriellen Infektion kann man alle vier Stunden ½ EL der Mischung einnehmen.

VORSICHTSMASSNAHMEN: Trinken Sie regelmäßig drei Mal täglich Wasser. Nehmen Sie reichlich Flüssigkeit auf und meiden Sie mit Ausnahme von Hähnchen alles Fleisch. Essen Sie kühlende und ausgleichende Speisen wie Ghee, Reis, süßes Obst, Zucchini, Kürbis, Möhren usw. Bei Nebenwirkungen wie übermäßigem Hitzeempfinden im Körper oder Hautausschlägen trinken Sie frischen Apfel- oder Granatapfelsaft und essen Sie diese Früchte. Reduzieren Sie die Dosis.

CURRYBLÄTTER ALS ANTIBIOTIKUM

Curryblätter sollten immer frisch sein. Sie wirken im Vergleich zu Asant und Knoblauch eher milde.

CURRYBLÄTTER ALS ANTIBIOTIKUM

Nehmen Sie etwa 20–30 Blätter und folgen Sie einer der beiden folgenden Anleitungen.
Die Blätter in einem Steinmörser zerstoßen und den Saft durch ein Sieb abseihen. Das ergibt etwa 1 TL reinen Saft.
Alternativ die Blätter langsam zerkauen, bis der gesamte Saft herausgepresst ist, und die Blätter dann wegwerfen.

DOSIS: Dies ist eine Dosis. Nehmen Sie sie als Antibiotikum drei Mal täglich.

KURKUMA ALS ANTIBIOTIKUM

Weiter oben habe ich Kurkuma bereits als antibiotisch, entzündungshemmend, virenhemmend, fungizid und schmerzstillend beschrieben. Als Antibiotikum muss man es in etwas höherer Dosierung einnehmen.

KURKUMA ALS ANTIBIOTIKUM

Kurkumapulver	1 TL
Ghee	1 TL
Milch	150–200 ml
Kandiszucker	nach Geschmack

Das Kurkumapulver 30 Sekunden in heißer Ghee rösten, dann Milch und Zucker einrühren. Aufkochen und heiß trinken.

DOSIS: Das Rezept ergibt eine Dosis. Nehmen Sie die Mischung zur Bekämpfung sowohl von bakteriellen als auch Virusinfektionen drei Mal täglich.

ANTIBIOTIKUM MIT MEHREREN ZUTATEN

Dies ist eine Zubereitung mit mehreren Produkten, die nicht nur Infektionen heilt, sondern auch Energie spendet.

»ANTIBIOTISCHES« HEILMITTEL

Kurkuma	10 g
Knoblauch (geschält)	10 g
Tulsi (getrocknet)	10 g
Gewürznelken	10 g
Bockshornklee	10 g
Süßholz	10 g
Dillsamen	10 g
Kressesamen	10 g
Zimt	5 g
Honig	100 g

Die Zutaten mit Ausnahme des Knoblauchs trocknen und fein zermahlen. Durchsieben, um ein feines Pulver zu erhalten. Den Knoblauch separat zerdrücken, dann nach und nach mit etwas Honig und dem Pulver verrühren. Es soll ein leicht fester Teig entstehen, damit man ihn später zwischen den Händen zu Tabletten rollen kann. Die Tabletten sollten kichererbsengroß sein und müssen auf einem Teller trocknen. Nach einigen Tagen kann man sie in ein Schraubglas füllen.

DOSIS: Nehmen Sie drei bis vier Mal täglich zwei Tabletten oder eine Prise. Kinder nehmen die Hälfte dieser Dosis. Für Kleinkinder über zehn Monate müssen Sie mehr Honig in die Mischung rühren. Tauchen Sie eine Fingerspitze hinein und streichen Sie die Mischung drei bis vier Mal täglich auf die Zunge des Kindes.

SCHMERZMANAGEMENT

Schmerzen sind ein Warnzeichen des Körpers, dass etwas nicht in Ordnung ist, und nicht etwa die Erkrankung selbst. Auch ein Ungleichgewicht der Vata-Energie im Körper kann Schmerzen verursachen. Für ein erfolgreiches Management muss man den Schmerz zunächst lindern und dann der Ursache auf den Grund gehen. Die folgenden Methoden können Linderung bringen, aber bestimmte Schmerzen etwa durch Verunreinigungen der Leber oder durch Blasensteine müssen unverzüglich behandelt werden. Die Heilmittel für diese Erkrankungen übersteigen den Rahmen dieses Buchs, das sich auf ayurvedische Küchenkräuter und -gewürze beschränkt.

WÄRME ZUR SCHMERZLINDERUNG

Mit Ausnahme von Kopfschmerzen kann man jeden Schmerz mit Wärme lindern. Der Ayurveda kennt zahlreiche Wärmekuren mit feuchter oder trockener Wärme. Im Kapitel über die Entgiftung haben Sie bereits ein Beispiel für feuchte Wärme gesehen. Die feuchte Wärme unterteilt sich weiter in Dampf, Reisbeutel oder andere Methoden der Anwendung. Ich will mich hier auf zwei einfache Formen der trockenen Wärme konzentrieren, die leicht zu Hause angewendet werden können.

Im Ayurveda glaubt man, dass verschiedene Formen trockener Wärme, z. B. mit Steinen, Ziegeln, Eisen oder Sand, unterschiedliche Wirkungen haben. Die meisten Menschen verwenden die praktische Wärmeflasche. Dem Ayurveda zufolge haben die unterschiedlichen Methoden aber ganz unterschiedliche medizinische Anwendungsgebiete. Das wird durch meine Erfahrung und meine Forschungen bestätigt. Die beiden hier beschriebenen Methoden mögen unbequem und unkonventionell erscheinen, wirken aber ausgesprochen tief, gezielt und lindernd.

TROCKENE WÄRME MIT EISEN

Diese Kur hilft bei Muskel- und Gelenkschmerzen. Die mit Eisen angewendete Wärme geht tiefer und lindert den Schmerz recht schnell. Am einfachsten geht es mit einem Eisentopf mit Stiel. Seien Sie äußerst vorsichtig bei der Anwendung und legen Sie immer ein Baumwolltuch zwischen Topf und Haut.

Erhitzen Sie den Topf leicht, decken Sie die schmerzende Stelle mit Baumwolltüchern (niemals mit synthetischen Stoffen) ab und setzen Sie den Topf auf den Stoff. Erhitzen Sie den Topf erneut und wiederholen Sie die Anwendung. Prüfen Sie die Hitze zuvor immer mit einem Baumwolltuch über der Hand. Wiederholen Sie die Anwendung 15 Minuten lang und meiden Sie währenddessen und danach Zugluft. Diese Wärme wirkt hervorragend bei Muskelschmerzen und steifen Gliedern.

Bei anhaltenden Schmerzen und Schmerzen in Knochen und Sehnen hilft heißer Sand, der sehr einfach zu Hause angewendet werden kann.

TROCKENE WÄRME MIT SAND

Für diese Anwendung brauchen Sie etwas feinen Sand, einen gusseisernen Topf, ein dickes Baumwolltuch und eine Baumwollschnur.

Erhitzen Sie den Sand unter Rühren im Topf. Geben Sie ihn dann in die Mitte eines quadratischen Baumwolltuchs. Nehmen Sie die Ecken des Tuchs zusammen und binden Sie sie mit der Schnur zu. Wegen der Wärme ist ein Gummiband ungeeignet.

Setzen Sie den Sandbeutel vorsichtig auf die schmerzende Stelle. Ist er zu heiß, legen Sie ein Handtuch dazwischen. Sand hält die Hitze lange. Wenden Sie die Wärme etwa 15 Minuten an.

KOPFSCHMERZEN UND MIGRÄNE

Kopfschmerzen können unter anderem durch Fieber, Erkältung, Grippe usw. ausgelöst werden. Ein gesunder Mensch sollte niemals Kopfschmerzen haben, aber die meisten Menschen leiden darunter. Auch ein Ungleichgewicht der Lebensenergien durch Verstopfung, Stress, Nervosität, Hyperaktivität, extreme Hitze oder Kälte oder eine laute und verschmutzte Umwelt können Kopfschmerzen verursachen. Verstopfung macht den Kopf schwer, und wenn angestautes Mala (Abbauprodukte des Stoffwechsels) zu lange im Körper verbleibt, entsteht ein hartnäckiger Kopfschmerz. Kommen noch andere Faktoren wie Stress und Lärm hinzu, verschlimmern sich die Beschwerden weiter.

Die zweite Art von Kopfschmerz hat nervöse Ursachen und wird durch eine laute Umgebung, einen hektischen Lebensstil, Überaktivität und Sorgen verursacht. Menschen, die über ihre Kräfte leben, sind für diese Art Kopfschmerz anfällig. Wenn man die Ursachen nicht bekämpft und die Symptome mit Schmerzmitteln unterdrückt, werden die Schmerzen irgendwann chronisch und entwickeln sich zur Migräne. Denken Sie also lieber zwei Mal nach, bevor Sie Schmerzmittel nehmen. Das verzögert nur die rechtzeitige Behandlung der Ursachen.

Hier sind einige vorbeugende und abhelfende Maßnahmen gegen Kopfschmerzen.

1. Sorgen und Nervosität stören Vata ebenso, wie ein Ungleichgewicht oder Vata Vikriti zu Nervosität führt. Sorgen Sie also mit wärmenden Maßnahmen für einen Ausgleich Ihres Vata. Regelmäßiges Pranayama befreit Ihren Geist von Spannungen. Sie werden schon nach jeweils drei Minuten Übung nach dem Aufstehen und vor dem Schlafengehen die positive Wirkung spüren.

2. Inhalieren Sie täglich mit der Gewürz-Inhalationsmischung für Erkältung, Husten und Fieber. Dem Ayurveda zufolge wirkt alles, was durch die Nase geht, beruhigend auf die Nerven. Die Inhalation entspannt auch Schultern und Nacken. Inhalieren Sie nach Möglichkeit jeden Abend vor dem Schlafengehen.

3. Ein Glas Milch mit etwas Ghee oder noch besser ein Glas Kurku-mamilch vor dem Schlafengehen sorgt für guten Schlaf und Entspannung.
4. Der »Wunder der Elf«-Tee wirkt stimulierend und hilft, Kopf- und andere Schmerzen zu lindern.

Die dritte Art von Kopfschmerz rührt von Pitta Vikriti her, wenn schweres Essen unverdaut im Magen liegt oder eine Lebensmittelvergiftung vorliegt. Wie ich schon früher erklärt habe, ist der beste Weg, Kopfschmerzen und Magenbeschwerden wieder loszuwerden, warmes Wasser zu trinken und gezielt zu erbrechen.

Die vierte und häufigste Ursache für wiederkehrende Kopfschmerzen sind eine Belastung der Halswirbelsäule und schlechte Haltung. Dazu kommen meist Schmerzen in Schultern und Nacken, die wir weiter unten besprechen werden.

Migräne ist ein wiederkehrender, starker, halbseitiger Kopfschmerz, der meist von Übelkeit, Erbrechen, Reizbarkeit und Lichtunverträglichkeit (Photophobie) begleitet wird. Ein Migräneanfall tritt in der Regel nur auf einer Kopfseite (im Ayurveda Ardhashishi genannt) um Auge, Kiefer oder Ohr herum auf und wird oft mit Beschwerden dieser Bereiche verwechselt. Der extreme, pulsierende Schmerz zwingt zur Bettruhe. Menschen mit Migräne wird oft weisgemacht, sie müssten mit den Schmerzen leben und es gäbe keine Heilung. Dabei ist die Situation nicht hoffnungslos: Es ist möglich, Migräne mit Ayurveda-Mitteln zu heilen. Die beste Medizin ist die Vorbeugung. Treffen Sie alle oben beschriebenen Präventionsmaßnahmen gegen Kopfschmerzen und achten Sie darauf, dass Sie keine Schleimblockaden haben. Gehen Sie konsequent gegen Nebenhöhlenentzündungen vor und behandeln Sie eine Migräne mit der folgenden 30-Tage-Kur.

30-TAGE-KUR FÜR MIGRÄNE

Wie bereits beschrieben, sind Kala Chana kleine braune Kichererbsen. Säubern, waschen und weichen Sie eine Handvoll (etwa 3–4 EL) 24 Stunden in Wasser ein. Essen Sie sie am nächsten Tag auf nüchternen Magen und kauen Sie gründlich. Weichen Sie direkt anschließend weitere Kichererbsen für den nächsten Tag ein. Führen Sie diese Kur 30 Tage lang durch.

Die Kur reinigt den Darm und öffnet Srotas (Energiekanäle). Dazu balancieren Kichererbsen Kapha aus. Sie werden nach und nach ein Gleichgewicht erreichen, und die Migräne wird verschwinden.

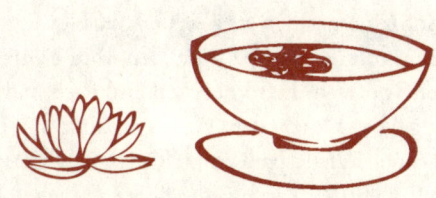

SCHULTER- UND NACKENSCHMERZ

Für diese und andere Muskelschmerzen verordne ich ein schmerzlinderndes Öl, das Sie leicht selbst herstellen können.

SCHMERZLINDERNDES ÖL

Zimt	10 g
Schwarzer Kardamom	10 g
Gewürznelken	10 g
Muskat	10 g
Dillsamen	10 g
Bockshornklee	10 g
Ajwain	10 g
Senföl	300 ml

Die Kardamomsamen schälen und alle Gewürze fein zermahlen. Das Öl in einem mindestens 2 l fassenden Topf erhitzen. Sobald es rauchheiß ist, den Topf vom Herd nehmen und nach und nach das Gewürzpulver hineingeben. Durch den Wassergehalt der Gewürze schäumt das Öl sehr schnell auf, deshalb empfehle ich den hohen Topf. Sobald alles Pulver im Öl ist, den Topf wieder über schwache Hitze stellen und umrühren. 15 Minuten sanft köcheln lassen. Das Öl durch ein Passiertuch abseihen und kraftvoll aus dem verbrannten Pulver pressen. Das ergibt etwa 150 ml Öl.
Tragen Sie das Öl auf die schmerzenden Bereiche auf und massieren Sie es gut ein. Danach hilft eine Wärmebehandlung, um den Schmerz zu lindern. Je nach Art erfordern chronische Schmerzen feuchte oder trockene Wärme.

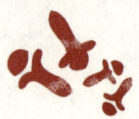

Wenden Sie dieses Öl regelmäßig an, um Muskelschmerzen im Schulter- und Nackenbereich zu behandeln, gefolgt von einer Wärmekur mit feuchten Handtüchern und Ruhe. Die beste Zeit dafür ist abends, kurz vor dem Schlafengehen.

Auch Inhalationen, wie ich sie früher beschrieben habe, helfen bei Nackenschmerzen und bei der Entspannung der Halswirbelsäule. Dazu empfehle ich spezielle yogische Übungen für diesen Bereich, wie ich sie bereits mehrfach in meinen Büchern geschildert habe.

RÜCKENSCHMERZEN

Rückenschmerzen und Bluthochdruck sind zum Symbol unserer modernen Zivilisation geworden. Man schätzt, dass 35 Prozent aller erwachsenen Deutschen unter Rückenschmerzen leiden. Ursachen dafür gibt es viele, aber meiner Meinung nach sind die Hauptgründe schlechte Haltung und Lebensstil.

☀ *Ich habe bisher viele Arten der Wärmebehandlung, Ölkuren und diverse Wege zum Ausgleich von Vata genannt, um Steifigkeit im Körper zu vermeiden. Um Rückenschmerzen loszuwerden, braucht es allerdings yogische Methoden mit speziellen Übungen und Yogasanas.*

SCHMERZEN UND SCHWELLUNGEN BEI DER HEILUNG VON KNOCHEN UND SEHNEN

Bei inneren Verletzungen und Knochenbrüchen heilt der Körper sich selbst, und in dieser Zeit verschieben sich seine Lebensenergien. Vata spielt eine wichtige Rolle im Heilungsprozess, weshalb man darauf achten muss, das Vata-Gleichgewicht nicht zu stören. Essen Sie in dieser Genesungszeit immer warm, trinken Sie nur Heißgetränke oder heißes Wasser, ruhen Sie ausreichend und nehmen Sie Rasayanas ein. Halten Sie sich warm und meiden Sie Kälte. Wenden Sie darüber hinaus die folgenden Heilmittel an.

1. Kurkuma ist ein wunderbares Heilmittel und hemmt Entzündungen. Trinken Sie während der Heilung zwei Mal täglich Kurkumamilch. Rösten Sie die Kurkuma bei Verletzungen zunächst in Öl und geben Sie dann Milch hinzu. Kurkuma muss warm sein, um wirken zu können.
2. Kurkumasalbe wirkt Wunder bei inneren Verletzungen und Schwellungen. Wenn nach einem Knochenbruch der Gips entfernt wird, ist der betroffene Bereich empfindlich und manchmal auch entzündet. Tragen Sie zwei Mal täglich mit Verbandmull warme Kurkumasalbe auf und decken Sie sie mit einer Bandage ab.

KURKUMASALBE

Kurkumapulver	1 EL
Senföl	5 EL

Das Öl in einem Topf rauchheiß erhitzen. Vom Herd nehmen und das Kurkumapulver sehr langsam und vorsichtig einstreuen. 30 Sekunden auf sehr schwache Hitze stellen, dann ist die Salbe fertig.

Sie können eine größere Menge Salbe vorbereiten und vor jeder Anwendung erwärmen.

Tragen Sie die Salbe dick auf ein Stück Verbandmull auf, legen Sie es auf die betroffene Stelle und fixieren Sie es mit einer Bandage. Achtung: Kurkuma färbt kräftig ab. Schützen Sie Möbel und Matratze mit alten Bettlaken und Handtüchern. Erneuern Sie die Auflage zwei Mal am Tag.

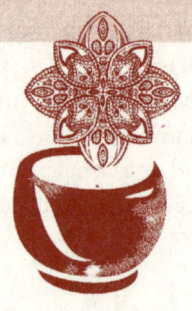

PROBLEME DES MUND- UND RACHEN- RAUMS

Wenn wir uns den Mund- und Rachenraum wie feines Porzellan vorstellen, leuchtet ein, warum so viele Menschen Probleme damit haben. Wenn wir unser gutes Porzellan benutzen, sind wir vorsichtig und säubern und trocknen es anschließend sorgfältig. Die wunderbare und feinteilige Konstruktion des Mund- und Rachenraums vernachlässigen die meisten jedoch. Nach jedem Essen sollte der Mund gründlich gespült werden, und man sollte ebenso seine übermäßige Nutzung vermeiden.

ZÄHNE UND ZAHNFLEISCH

Mund und Zähne sollten neben der Reinigung mit der Zahnbürste mindestens ein Mal täglich gründlich gepflegt werden. Verwenden Sie heilende und natürliche Zahncreme statt der üblen kommerziellen Pasten. Hier einige Maßnahmen, wie Sie dem Verfall von Zähnen und Zahnfleisch entgegenwirken können und Mund und Rachen sauber, infektionsfrei und stark halten.

1. Spülen Sie den Mund nach jeder Mahlzeit und jedem Getränk mit Ausnahme von Wasser gründlich aus. Füllen Sie den Mund dazu mit Wasser, spülen Sie den Mund gründlich damit und spucken Sie es aus. Wiederholen Sie dies mehrmals. Ist dies nicht möglich, weil Sie beispielsweise in einem Meeting Kaffee trinken, erfrischen Sie Ihren Mund stattdessen mit grünem Kardamom oder einer Gewürznelke.
2. Spülen Sie den Mund nicht mit zu kaltem oder zu heißem Wasser. Warmes Wasser ist ideal.
3. Wählen Sie Ihre Zahnpasta sorgfältig aus. Der Markt bietet inzwischen viele ayurvedische und homöopathische Zahnpasten an. Überprüfen Sie die Inhaltsstoffe.
4. Spülen Sie den Mund mit Sesamöl, nachdem Sie am Abend vor dem Schlafengehen die Zähne geputzt haben. Nehmen Sie 2–3 TL Öl in den Mund und spülen Sie den Mund damit, indem Sie es

zwei bis drei Minuten kräftig hin und her bewegen, bevor Sie das Öl ausspucken. Dieses »Ölziehen« stärkt Zähne und Zahnfleisch und schützt vor Infektionen. Wer schwache Zähne und Zahnfleisch hat, sollte zwei Mal täglich jeweils nach dem Zähneputzen Öl ziehen.

5. Schwache Zähne und Zahnfleisch können mit dem folgenden einfachen Mittel behandelt werden. Mit dem selbstgemachten Zahnpulver können Sie Ihre Zähne stärken.

MITTEL GEGEN ZAHNSCHMERZEN UND SCHWAMMIGES ZAHNFLEISCH

Der Ayurveda bietet viele sehr wirksame Mittel gegen diese Probleme, aber dieses können Sie einfach aus Küchenzutaten selbst herstellen.

Steinsalz	1 TL
Senföl	4 TL

Das Steinsalz muss für dieses Rezept sehr fein gemahlen werden. Normalerweise wird es im Ayurveda durch ein Passiertuch gesiebt, aber das ist sehr mühsam. Geben Sie das Salz stattdessen durch zwei übereinandergelegte feine Siebe und lösen Sie es anschließend in dem Öl. Dazu mehrere Minuten kräftig rühren. Das ungelöste Salz sinkt anschließend zu Boden. Den Finger in das Öl tauchen und Zähne und Zahnfleisch mehrfach täglich damit massieren. Regelmäßige Anwendung lindert Zahnschmerzen, stärkt das Zahnfleisch und heilt Überempfindlichkeit gegen heiße und kalte Getränke.

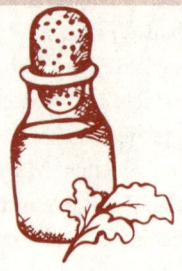

ZAHNPULVER ZUM PUTZEN DER ZÄHNE

Gewürznelken	10 g
Schwarzer Pfeffer	5 g
Zimt	5 g
Ajwain	10 g
Steinsalz	10 g

Alle Zutaten zu feinem Pulver zermahlen. Zwei Mal durch ein feines Sieb streichen, um ein wirklich feines Pulver zu erhalten.

Dieses Mittel dient zur Säuberung und Stärkung der Zähne. Ein wenig Pulver auf die nasse Zahnbürste geben und die Zähne wie gewohnt reinigen. Anschließend etwas Pulver zur Stärkung mit dem Finger auf das Zahnfleisch auftragen. Den Mund anschließend mit Wasser ausspülen.

✺ *Das Zahnpulver hilft auch gegen Mundgeruch bei angegriffenen Zähnen und Zahnfleisch.*

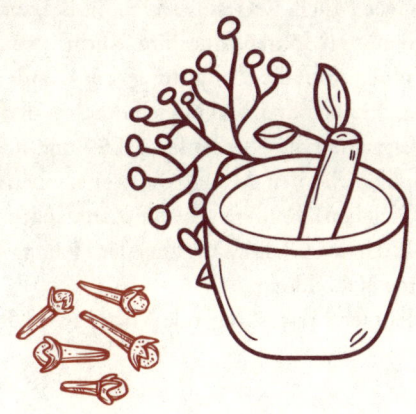

PUSTELN IM MUND

Viele Menschen leiden an schmerzhaften Pusteln im Mund, die das Kauen schwermachen. Sie entstehen durch eine Pitta-Störung und sind ein Anzeichen für zu viel Hitze im Körper. Diese Störung ist eine Folge von unausgewogener Ernährung, zu vielen sauren oder konservierten Säften und minderwertigen und sauren Weinen. Sie können aber auch durch den übermäßigen Verzehr von Hitze produzierenden Nahrungsmitteln wie Nüssen, Sesamsamen und Kürbiskernen im Sommer entstehen.

Befolgen Sie die folgenden Maßnahmen zur Behandlung der Pusteln.

1. Vermeiden Sie alle sauren Zutaten in Ihren Mahlzeiten. Meiden Sie zudem Nahrungsmittel, die im Körper Hitze erzeugen, wie Fleisch (mit Ausnahme von Hühner- und Ziegenfleisch), industriell hergestellten Käse, Kartoffeln, saures Obst, Nüsse, Kürbiskerne, Sesamsamen oder Sonnenblumenkerne. Essen Sie stattdessen kühlende Dinge wie Milch, Reis, süßes Obst (z. B. Bananen, Birnen, Papayas) und Gemüse (Möhren, Zucchini, Kürbis, grüne Erbsen und Bohnen).
2. Führen Sie die Entgiftung mit Kardamomwasser wie eingangs beschrieben drei Mal täglich durch.
3. Vermeiden Sie übermäßigen Tee- und Kaffeegenuss.
4. Spülen Sie den Mund, wie weiter oben beschrieben, mit Sesamöl (Ölziehen). Reinigen Sie die Zähne nach jeder Mahlzeit und ziehen Sie danach Öl. Dies hilft bei der Heilung der Pusteln und verhindert eine Neubildung.
5. Nehmen Sie das folgende Mittel zwei Mal täglich als Tee ein.

KÜHLENDER HEILTEE

Koriander	30 g
Fenchelsamen	30 g
Süßholz	30 g
Grüner Kardamom	10 g

Die Kardamomsamen aus den Kapseln lösen und alle Zutaten zu feinem Pulver zermahlen. In einem trockenen Schraubglas aufbewahren.

DOSIS: ½ TL Teepulver mit 200 ml Wasser zum Kochen bringen. Bei schwacher Hitze 3 Minuten köcheln lassen. Abseihen und zwei bis drei Mal täglich trinken. Gurgeln mit dem kühlenden Heiltee kann auch bei Pusteln und anderen Mund- und Rachenproblemen Linderung bringen.

TROCKENER HALS

Manchmal haben wir ein trockenes Gefühl im Hals, als hätten wir Durst. Aber das Gefühl wird durch Trinken nicht besser, der Hals ist einfach sofort wieder trocken. Dies liegt an einer Vata-Störung, es kann aber auch auf eine entstehende Virusinfektion hindeuten. Aber auch dann handelt es sich um eine Vata-Störung, die entsteht, wenn der Körper sich gegen die Viren zur Wehr setzt. Zudem kann übermäßiger Salzgenuss oder die Verwendung von Natriumglutamat oder anderen Geschmacksverstärkern zu trockenem Hals führen. Häufig tritt dieser nachts auf. Man trinkt dann immer wieder Wasser und muss ständig zur Toilette. Dadurch wird zusätzlich der Schlaf gestört.

Kardamom bringt in solchen Fällen sofortige Linderung. Bereiten Sie folgendes Mittel zu und nehmen Sie jedes Mal, wenn das Problem auftritt, eine Prise davon in den Mund. Es hilft ebenso gegen leichte Halsinfektionen.

MITTEL GEGEN TROCKENEN HALS

Grüner Kardamom	10 g
Gewürznelken	10 g
Langer Pfeffer	5 g
Kandiszucker	25 g

Die Kardamomsamen aus den Kapseln lösen und die 3 Gewürze zu feinem Pulver zermahlen. Den Kandiszucker separat mahlen, dann mit dem Gewürzpulver mischen und in einem trockenen Schraubglas aufbewahren. Bei Beschwerden jeweils eine Prise in den Mund nehmen.

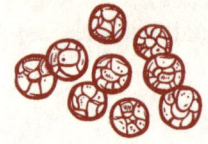

KOPFHAUT UND HAARE

Wer seinen Kopf mit öligen Substanzen feucht hält, leidet nicht unter Kopfschmerz, Haarausfall, Kahlheit und ergrauendem Haar. Eine regelmäßige Anwendung von Öl auf dem Kopf macht das Haar fest verwurzelt, lang und glänzend, und der Schädel wird gestärkt. Die Sinne werden stark; man schläft gesund und fühlt sich glücklich. Das Gesicht wird fröhlich und erhält einen angenehmen Glanz.

Charaka Samhita, Sutrasthana

Im Ayurveda kommt zuerst die Prävention und dann die Heilung. Als vorbeugende Maßnahme empfehle ich mit Nachdruck, einmal die Woche die unten beschriebene Ölkur durchzuführen. Ich erinnere mich noch, dass ich bei meiner ersten Reise nach Europa schockiert war, dass die Menschen hier Kopfhaut und Körper nicht mit Öl pflegten. Sie nutzten zwar zahlreiche Lotionen für den Körper, lebten aber für mich völlig unverständlich mit trockener Kopfhaut. Ich wusste damals noch nichts von Charakas Worten und dem medizinischen Nutzen von Öl für die Kopfhaut, außer dass wir uns zu Hause ein Mal pro Woche den Kopf ölten und man uns als Kindern den Kopf massierte, damit wir besser mit Prüfungsstress zurechtkamen.

AUSFALLENDES UND ERGRAUENDES HAAR

Es ist völlig normal, dass Haare ausfallen, wenn neue Haare die alten ersetzen. Wenn dieses Gleichgewicht aber gestört ist und verlorene Haare nicht ersetzt werden, droht eine Glatze. Verlust und Wuchs der Haare verändern sich mit den Jahreszeiten. In den kalten Regionen des Nordens verlieren die Menschen im Herbst und Winter reichlich Haare. Normalerweise sollte dieser Verlust im Frühjahr und Sommer wieder ausgeglichen werden. Ist aber das Dosha-Gleichgewicht gestört, verliert man nach und nach mehr Haare als nachwachsen.

Pitta und Kapha Vikriti führen zu Haarausfall. Haarwuchs und Sehvermögen werden durch einen Sekretstau in den Nebenhöhlen und häufigen Husten und Erkältungen beeinträchtigt. Im Hinblick auf Pitta führt auch übermäßige Körperwärme zum Haarausfall. Veränderte Ernährungsgewohnheiten nach dem Zweiten Weltkrieg und übermäßiger Fleisch- und Alkoholgenuss haben in Deutschland und anderen Teilen Europas zu zunehmender Kahlköpfigkeit geführt.

Aus ayurvedischer Sicht dient gesunder Haarwuchs nicht nur der Schönheit, sondern ist auch ein Anzeichen eines gesunden Körpers und Geistes. Hier sind einige Anregungen zur Haarpflege und zur Prävention von Haarausfall und Ergrauen.

1. Nehmen Sie eine hartnäckige Erkältung ernst und behandeln Sie sie mit den bereits genannten Maßnahmen.
2. Behandeln Sie eine Nebenhöhlenentzündung sachgerecht, damit sie keine Spätfolgen für Haare, Augen und Ohren zeitigt.

3. Führen Sie regelmäßig Jala Neti durch, damit Sie kein Kapha ansammeln und die Energiekanäle in Ihrem Kopf offen bleiben.
4. Regelmäßiges Pranayama beugt Ergrauen und Haarausfall vor.
5. Achten Sie auf eine gut funktionierende Verdauung, eine gesunde Leber und darauf, dass Sie nicht unter anderen Magenbeschwerden leiden. Eine träge Leber und andere Verdauungsbeschwerden fördern Ergrauen und Haarausfall.
6. Führen Sie regelmäßig ein Mal pro Woche eine ayurvedische Kopfmassage (Champi) durch. Dabei massieren Sie die Kopfhaut kraftvoll mit eingeölten Fingerspitzen. Die Massage sollte mindestens 15 Minuten dauern, damit die Haut mit Öl gesättigt wird. Das können Sie leicht alleine durchführen.

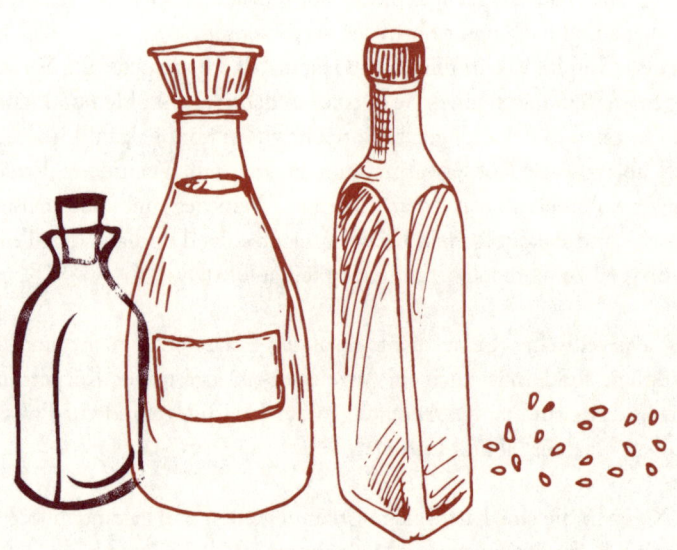

HAARÖL FÜR GESUNDEN HAARWUCHS

Fenchel	50 g
Süßholz	50 g
Rosenblätter (getrocknet)	50 g
Kokosöl	100 ml
Sesamöl	200 ml

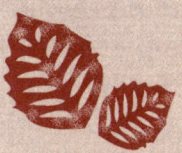

Die ersten drei Zutaten fein zermahlen. Das Sesamöl rauchheiß erhitzen, dann vom Herd nehmen und langsam das Pulver einstreuen. 10 Minuten bei schwacher Hitze kochen. Abkühlen lassen, durch ein dünnes Passiertuch abseihen und das Öl auspressen. Das Öl etwas erhitzen und das Kokosöl hineingeben und schmelzen. Beide Öle gründlich miteinander verrühren. Vom Herd nehmen, abkühlen lassen und in eine Flasche abfüllen.

ANWENDUNG: Das Öl mit den Fingerspitzen in die Kopfhaut einmassieren. Mehrfach wie oben beim Champi beschrieben wiederholen. Vor dem Haarewaschen mindestens 1 Stunde einwirken lassen.

7. Verwenden Sie sanfte Kräutershampoos in geringer Dosierung und meiden Sie andere Chemikalien im Haar.
8. Wenn Sie Ihre Haare färben, verwenden Sie nur sanfte und natürliche Methoden und fallen Sie nicht auf die Werbung herein.

MITTEL GEGEN HAARAUSFALL

Wie bereits erwähnt, wird Haarausfall durch inneres Ungleichgewicht ausgelöst. Neben den anderen Vorkehrungen für ausgeglichene Doshas können Sie eines der folgenden Heilmittel anwenden, um den Haarverlust zu stoppen.

ZWIEBELSAFT-HONIG-KUR

Zwiebelsaft	1 EL
Honig	1 EL

Für den Zwiebelsaft eine Zwiebel fein reiben und den Saft in einem Sieb abtropfen lassen. Den Saft mit der gleichen Menge Honig verschlagen und diese Mischung auf das saubere und trockene Haar auftragen. Sanft die Kopfhaut damit massieren und mindestens 30 Minuten einwirken lassen. Mit warmem Wasser, aber ohne Shampoo oder Seife auswaschen.
Die Massage 4 Wochen lang ein Mal wöchentlich wiederholen.

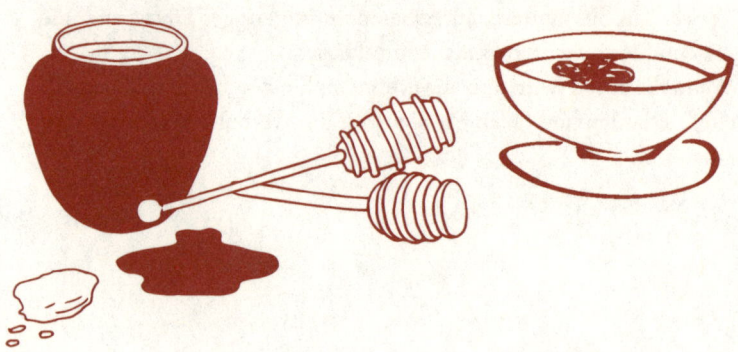

MANGO-ZITRONE-HONIG-KUR

Mangokern   1
Zitronensaft   1 TL
Honig   1 EL

Die Nuss aus dem Mangokern schälen und zu einer Paste zerstoßen.
1 EL dieser Paste mit Zitronensaft und Honig mischen und gründlich
verrühren. Wie oben beschrieben auf die Kopfhaut massieren und die
Massage 4 Wochen lang wöchentlich wiederholen.

SCHUPPEN

Schuppen entstehen meist durch Trockenheit oder zu lange verwendete,
unhygienische Kleidung und Bettwäsche und mangelnde persönliche
Hygiene. Auch übermäßiger Gebrauch von Shampoo kann Schuppen
verursachen. Verwenden Sie Kräuter- und Babyshampoos in kleinen
Mengen. Hier sind zwei Hausmittel zur Vorbeugung gegen Schuppen.

KOKOSÖL MIT ZITRONENSAFT

Kokosöl   3 EL
Zitronensaft   1 EL

Das Kokosöl erwärmen und den Zitronensaft hineingeben. Gründlich
miteinander verschlagen. Das warme Öl sanft mit den Fingerspitzen in
die Kopfhaut massieren. Den Kopf anschließend abdecken und das Mittel mindestens 1 Stunde einwirken lassen. Mit einem sanften Shampoo
auswaschen.

GRAPEFRUITKUR

Grapefruit	1
Rohrzucker	200 g

Die Grapefruit schälen und in kleine Stücke schneiden. In einem Topf mit 250 ml Wasser bedecken und ½ Stunde kochen. Durch ein weites Sieb abseihen, um allen Saft zu extrahieren. Den Extrakt mit Zucker zu einem Sirup einkochen und in eine Flasche abfüllen. Die Kopfhaut beim Duschen 2–3 Minuten mit dem Extrakt massieren, dann mit Wasser auswaschen. Er reinigt auch die Haare. Verwenden Sie hinterher kein Shampoo und wiederholen Sie die Kur jeden dritten oder vierten Tag.

☀ *Alternativ können Sie auch frischen Grapefruitsaft mit der gleichen Menge Honig mischen.*

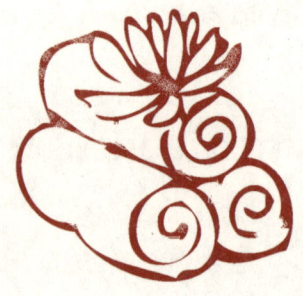

HAUTPROBLEME

Unsere Haut ist der Außenwelt ausgesetzt und daher anfällig für Vata. Sie bedarf besonderer Pflege mit Ölbehandlungen und sollte auf verschiedene Weise gereinigt werden. Sie ist der wichtigste Teil unserer Erscheinung und Identität. Jeder Teil des Körpers bedarf besonderer Pflege, vor allem aber Hände und Füße. Damit wir gut aussehen, muss auch das Gesicht besonders gepflegt werden. Im Folgenden finden Sie die wichtigsten Mittel aus der Hausapotheke zur Behandlung von alltäglichen Hautproblemen.

TROCKENE HAUT

Trockene Haut kann unterschiedliche Ursachen haben. Tritt sie lokal auf, kann sie durch Auftragen von Öl behandelt werden. Ist die Haut allgemein am ganzen Körper trocken, deutet das auf ein Ungleichgewicht im Körper hin. Vata-Störungen führen zu trockener Haut. Auch in diesem Fall wendet man Ölungen an. Wenn Sie sich einölen und dann ein heißes Bad nehmen, heilt dies das Vata Vikriti. Bleibt die Haut hartnäckig trocken, sind weitere Maßnahmen zum Ausgleich von Vata nötig.

ÖLSÄTTIGUNGS-SELBSTMASSAGE

DIE WAHL DES ÖLS: Ist Ihre Haut sehr trocken und Sie haben häufig das Gefühl, sich kratzen zu müssen, benötigen Sie Öle, die die Haut gut aufnehmen kann. Verwenden Sie warme Ghee oder warmes Kokosöl für den gesamten Körper.
MASSAGE: Führen Sie eine Ganzkörpermassage mit Öl durch. Reiben Sie den gesamten Körper kräftig mit Öl ein. Wiederholen Sie dies mehrmals, bis die Haut kein Öl mehr aufnimmt. Der Vorgang kann bis zu einer Stunde dauern. Reiben Sie anschließend das überschüssige Öl mit einem heißen, nassen Handtuch ab, damit Sie nicht sofort duschen

oder baden müssen. Es wirkt besser, wenn Sie das Öl erst einige Stunden oder bevorzugt über Nacht einwirken lassen.

Bereiten Sie das folgende Öl für die Ölsättigungsmassage zu. Es macht Ihre Haut glatt und weich.

MASSAGEÖL FÜR WEICHE HAUT

Fenchelsamen	50 g
Süßholz	50 g
Grüne Kardamomsamen	10 g
Rosenblätter	30 g
Sesamöl	300 ml

Die Gewürze zu feinem Pulver zermahlen. Das Öl in einen 2 l fassenden Topf geben und rauchheiß erhitzen. Dann vom Herd nehmen und das Gewürzpulver sehr vorsichtig hineingeben. Der Wassergehalt der Kräuter sorgt für intensive Dampfentwicklung und lässt das Öl aufschäumen. Den Topf wieder auf den Herd stellen und 10 Minuten kochen. Durch ein Passiertuch abseihen und aus dem Tuch pressen. Das Öl auf dieselbe Weise auftragen wie oben für die Ölsättigungsmassage beschrieben.

TROCKENE HÄNDE

Trockene Hände halten sich oft trotz häufiger Verwendung von Cremes und Ölen. Manchmal schält sich sogar die Haut. In meinen Forschungen habe ich herausgefunden, dass dies mit der Verwendung flüssiger Seifen zusammenhängt. Statt Flüssigseifen und Duschlotionen sollten Sie schlicht Seife und Öl verwenden. Reiben Sie die Hände nach dem Waschen mit Seife mit ein wenig Oliven- oder Sesamöl ein. Nach ein paar Tagen werden Ihre Hände nicht mehr trocken sein.

PICKEL UND AKNE

Pickel und Akne sind nicht vorwiegend ein Hautproblem, sondern entstehen durch unregelmäßigen Lebenswandel und schlechtes Essen. Sie sind ein Ausdruck des »inneren Drecks«, der über die Haut ausgeschieden wird. Anhäufung von Ama (unverdauter Nahrung im Magen) ist einer der Hauptgründe für Pickel und Akne. Sie lassen sich durch kosmetische Behandlung nicht heilen. Kosmetik lindert vielleicht vorübergehend, aber das Problem kehrt zurück. Die folgenden Faktoren verursachen das Problem:

1. Schlechte Ess- und Schlafgewohnheiten.
2. Übermäßiger Genuss von Fast Food, kohlensäurehaltigen oder sehr süßen oder sauren Getränken.
3. Unregelmäßiger Stuhlgang, Verstopfung oder nur unvollständige Entleerung.
4. Übermäßige Hitze im Körper, die sich auch durch gelb gefärbten Urin manifestiert.
5. Bewegungsmangel.

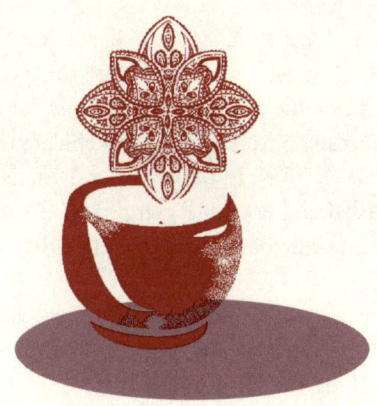

Wenn Sie eine schöne, pickelfreie Haut haben möchten und nicht Ihr Leben lang von Narben gekennzeichnet sein wollen, sollten Sie Ihren Lebensstil ändern und Ihren Körper regelmäßig entgiften. Hier finden Sie einige Maßnahmen dafür:

1. Führen Sie die Entgiftung mit Kardamomwasser drei Mal täglich durch.
2. Nehmen Sie zwei Mal täglich die beschriebene Mischung zur Blutreinigung ein.
3. Trinken Sie täglich Kurkumamilch.
4. Führen Sie die wöchentliche und monatliche Entgiftung durch.
5. Verzichten Sie auf Burger, Softdrinks und fertig gekaufte Säfte und trinken Sie nur Wasser.
6. Essen Sie frisch zubereitetes Gemüse, Reis, Teigwaren oder Getreide wie Hirse und Hülsenfrüchte wie Mungbohnen etc. Wenn Sie Fleischesser sind, sollten Sie weniger Fleisch und bevorzugt Hühner- oder Ziegenfleisch essen. Vermeiden Sie Gebratenes und Frittiertes.
7. Essen Sie Möhren, Zucchini und Kürbis; sie sorgen für ein Gleichgewicht des Körpers.
8. Essen Sie viel Obst, meiden Sie aber saure Früchte. Essen Sie nur wenig Orangen und Kiwis. Am besten sind gemischte Früchte wie in Obstsalat, denn die süßen Früchte sorgen für Ausgewogenheit.
9. Essen Sie häufig bittere Gemüse und Salate wie Endivien, Chicoree oder Rucola (Rauke). In indischen und asiatischen Lebensmittelgeschäften erhalten Sie auch Bittergurken, die sehr gesund sind.
10. Essen Sie pünktlich und nicht zwischen den Mahlzeiten.

Durch ständiges Kratzen entstehen Wunden, die anfällig für Infektionen sind. Daher sollten Sie die folgenden Mitteln zusätzlich zur äußerlichen Behandlung der Haut nutzen.

KURKUMAÖL

Kurkumaöl kann auf zwei verschiedene Weisen zubereitet werden:

1. 3–4 Stücke getrocknete Kurkumawurzel in eine Glasflasche geben und mit nativem, kaltgepresstem Sesamöl bedecken. Die Flasche nach Möglichkeit in die Sonne stellen. Das Öl färbt sich allmählich gelb.
2. Für die zweite, schnellere Methode zur Herstellung von Kurkumaöl 4 EL Senföl stark erhitzen, bis es raucht. Vom Herd nehmen und 1 TL Kurkuma vorsichtig hineingeben. Das Öl bei schwacher Hitze 1 weitere Minute köcheln lassen, dann durch einen Filter in eine saubere Flasche abseihen.

ANWENDUNG: Das Öl auf das gesamte Gesicht auftragen und sanft einmassieren. 15 Minuten einwirken lassen, dann das Gesicht mit heißem Wasser waschen. Bei sehr starker Akne stets Ölvariante 2 verwenden.

UBTAN ODER GESICHTSMASKE

Die folgende Gesichtsmaske verhindert ein Jucken der Pickel. Zudem reduziert sie die Narbenbildung durch Pickel.

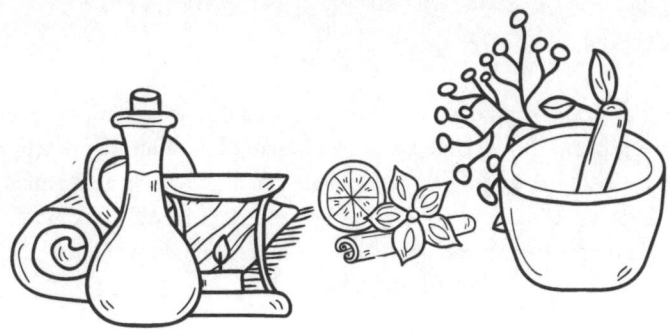

UBTAN

Kurkuma	1 TL
Senföl	2–3 TL
Kichererbsenmehl (Besan)	1 TL

Mehl und Kurkumapulver vermengen und mit dem Senföl zu einer dicken Paste verrühren, die auf der Haut haften bleibt. Die Mischung gründlich vermengen. Die Paste auf die befallenen Stellen auftragen, 15 Minuten einwirken lassen, dann abwaschen. Anschließend mit Kokos-Nelken-Öl einreiben.

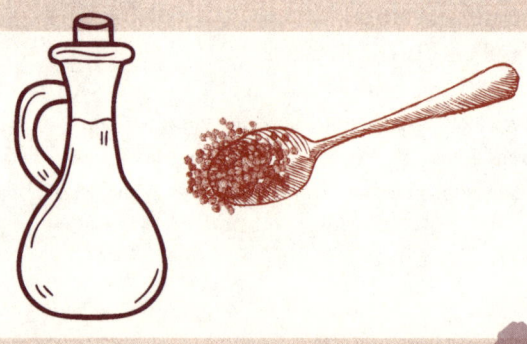

KOKOS-NELKEN-ÖL

Kokosöl	100 ml
Sesamöl	2 EL
Gewürznelken	5 g

Die Gewürznelken zu feinem Pulver zermahlen. Das Sesamöl rauchheiß erhitzen, dann das Nelkenpulver hineingeben. Vom Herd nehmen. Das Kokosöl zerlassen, das Sesamöl abseihen und noch heiß zum Kokosöl geben. Die beiden Öle gründlich mit dem Löffel verrühren. Die Zubereitung kann für mehrere Anwendungen genutzt werden.

JUCKREIZ UND HAUTIRRITATIONEN

Befolgen Sie alle obengenannten Maßnahmen zur Umstellung der Lebens- und Essgewohnheiten. Behandeln Sie befallene Stellen mit Senföl oder mit dem oben beschriebenen Kokos-Nelken-Öl. Essen Sie regelmäßig bittere Gemüse und – falls erhältlich – Bittergurken. Im indischen Lebensmittelhandel ist dieses Sommergemüse je nach Saison frisch oder getrocknet erhältlich. Machen Sie die Kur mit Kichererbsenmehlbrot. Das Mehl wird aus denselben Kichererbsen wie Besan gewonnen, im Gegensatz zu Besan aber nicht aus geschälten, sondern aus ungeschälten Kichererbsen gemahlen. Sollte dieses Gram-Mehl nicht erhältlich sein, sind meist aber Gram-Kichererbsen verfügbar, aus denen Sie das Mehl selbst mahlen können.

KUR MIT KICHERERBSENMEHLBROT

Die Behandlung dauert 4 Wochen. Während dieser Zeit meiden Sie alle anderen Brot- und Getreidesorten und ernähren sich nur von diesem selbstgebackenen Brot mit Ghee sowie von Gemüse. Versuchen Sie möglichst viele bittere Gemüse und Salate zu essen. Kuhmilch und Joghurt sind während dieser Kur erlaubt, Käse sollten Sie aber meiden.

ZUBEREITUNG: Den Teig nur aus Mehl und Wasser und ohne Salz zubereiten. Ghee in einer flachen Pfanne erhitzen. Ein tennisballgroßes Stück Teig in die Pfanne geben und mit dem Holzlöffel flach drücken. Nach einiger Zeit wenden und erneut etwas Ghee in die Pfanne geben. Das Brot sollte gut durchgebacken und leicht gebräunt sein.
Das Brot zu Gemüsegerichten, Salaten oder Suppen essen.

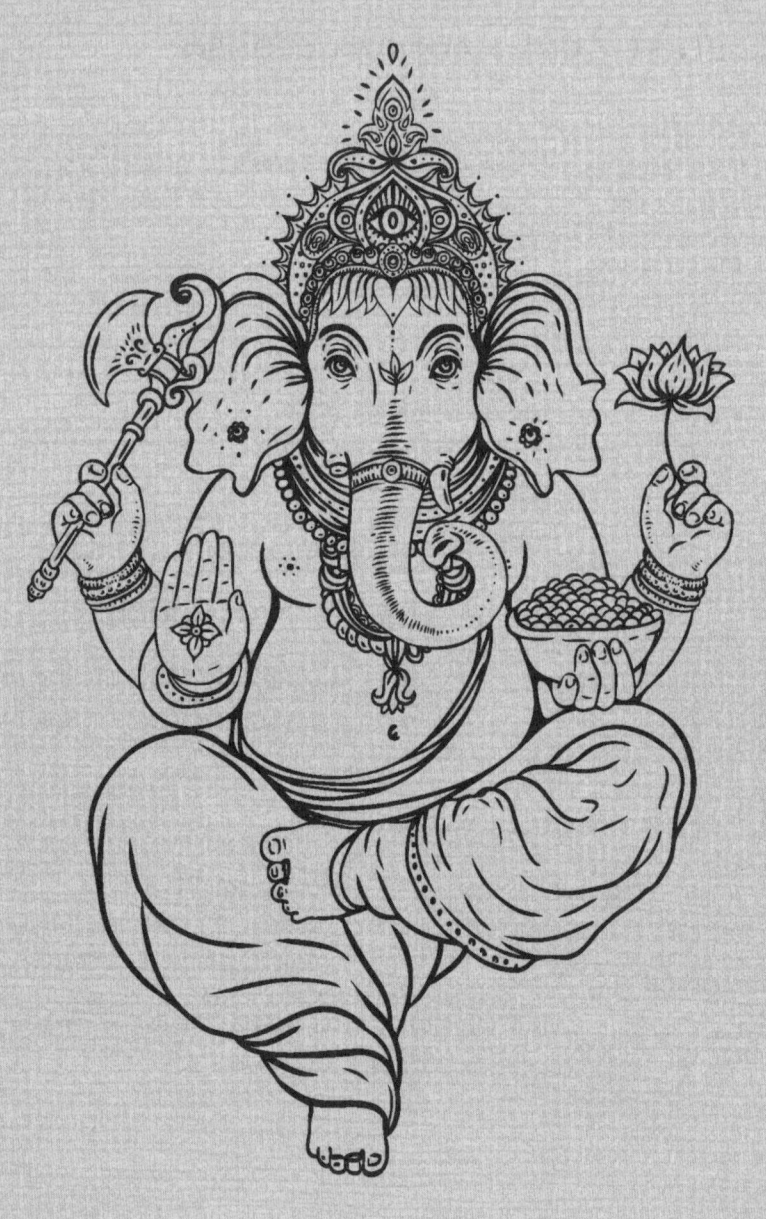

FRAUENSPEZIFISCHE BESCHWERDEN

Die meisten Ärzte und Forscher sind Männer, denen die Besonderheiten weiblicher Gesundheitsbeschwerden fremd bleiben. Die ayurvedischen Schriften sagen viel zu Schwangerschaft und Geburt, aber Gesundheitsprobleme in Verbindung beispielsweise mit Menstruation und Infektionen werden nicht so ausführlich behandelt. Allerdings findet man in der mündlichen Überlieferung des Ayurveda, die meist den Frauen oblag, einen reichen Wissensschatz zu frauenspezifischen Beschwerden. Ich habe in einem früheren Buch über Frauen eine Reihe solcher Rezepte beschrieben. Hier will ich mich auf einige der häufigeren Probleme konzentrieren.

MENSTRUATIONSBESCHWERDEN

Viele Frauen leiden während der Regel unter Schmerzen und Verdauungsproblemen. Manche klagen über Übelkeit, Erbrechen, Magenverstimmung, Blähungen, Verstopfung usw. Andere leiden auch kurz vor der Menstruation unter Hämorrhoiden. Um diese Probleme zu beheben, müssen Frauen ihren Lebensstil ändern. Hier folgen einige Vorschläge und Mittel.

1. Verstopfung vor der Menstruation kann zu Schmerzen, Hämorrhoiden und Magenverstimmung führen. Während der Zeit der Menstruation versucht der Körper, das Ungleichgewicht der Doshas loszuwerden. Um diesen Prozess zu unterstützen, entgiften Sie zehn Tage vor der Menstruation mit Wasser, wie eingangs beschrieben. Essen Sie vor allem in dieser Zeit keine gebratenen, getrockneten oder fettigen Speisen, sondern nehmen Sie reichlich Gemüse, Suppen, Salate und Flüssigkeit zu sich.
2. Auch eine Bauchmassage ein Mal die Woche hilft, weil sie Spannungen in diesem Bereich löst und die inneren Organe entspannt.

3. Gegen Regelschmerzen essen Sie täglich 10 bis 15 Mandeln, die Sie zuvor über Nacht in Wasser eingeweicht und geschält haben. Tun Sie dies entweder den ganzen Monat hindurch oder zumindest in den 15 Tagen vor der Menstruation. Diese Mandeln sind eine Medizin und keine Nahrung. Nehmen Sie sie deshalb vor dem Frühstück und kauen Sie sie gründlich.
4. Hier ist eine ausgesprochen wirksame Medizin für Regelschmerzen.

KALONJI-PULVER BEI REGELSCHMERZEN

Nehmen Sie zwei Mal täglich ½ TL Kalonji (Schwarzkümmel) mit etwas warmem Wasser. Beginnen Sie die Therapie 3–4 Tage vor der Menstruation und führen Sie sie bis zu ihrem Ende durch.

5. Schmerzlindernde Öle oder Salben auf Bauch und Rücken erweisen sich als hilfreich. Auch trockene Wärme tut sehr gut bei Regelschmerzen.
6. Der folgende Tee hilft gegen Regelschmerzen und Verspannungen.

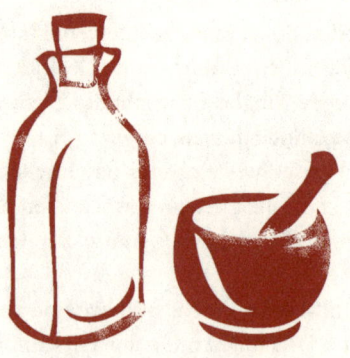

STIMULIERENDER TEE

Ingwer	3 g
Schwarzer Pfeffer	1 Prise
Schwarzer Kardamom	1
Gewürznelken	5
Zimt	1 kleines Stück
Schwarzer Tee	½ TL
Milch	50 ml
Kandiszucker	nach Geschmack

Alle Gewürze zerstoßen und in 200 ml Wasser geben. Bei schwacher Hitze 5 Minuten kochen, dann den Tee hinzugeben, 1 weitere Minute kochen, dann Milch und Zucker einrühren. 30 Sekunden kochen, dann heiß trinken.

☼ *Wer schwarzen Tee nicht verträgt, lässt ihn weg. Vor allem abends kann er das Einschlafen verhindern.*
Der bereits beschriebene »Wunder der Elf«-Tee wirkt ebenfalls stimulierend und kann statt dieses Tees genommen werden.

7. Nehmen Sie ½ TL Gartenkressesamen *(Lepidium sativum)* in den drei bis vier Tagen vor der Menstruation täglich mit warmem Wasser ein, um Spannungen zu lösen, Schmerzen zu lindern und Verdauungsprobleme zu beheben. Kresse hilft sowohl Vata als auch Kapha und verstärkt Pitta, deshalb sollten Sie sie vorsichtig und in kleinen Dosen verwenden, wenn Sie eine Pitta-Prakriti-Person sind, oder zusätzlich andere Pitta ausgleichende Dinge, wie Koriander und Fenchel, nehmen.

UNREGELMÄSSIGE MENSTRUATION

Dieses Problem hat zwei Aspekte: verspätete Menstruation mit schwacher Blutung oder verfrühte Menstruation mit starker Blutung. Auch eine regelmäßige Menstruation kann schwach oder stark sein. Bei schwacher Blutung müssen Sie Pitta im Körper erhöhen. Eine zu starke Blutung verlangt das Gegenteil, das heißt, Sie brauchen Mittel, die übermäßiges Pitta ausgleichen und das Gleichgewicht wiederherstellen.

Ergreifen Sie im Fall von **starker Blutung und zu früher Menstruation** eine der folgenden Maßnahmen.

1. Trinken Sie täglich einen Korianderaufguss aus 1½ TL gemahlenen Koriandersamen und heißem Wasser.
2. Radieschensamen sind sehr hilfreich bei der Regulierung übermäßiger oder unzeitiger Blutung. Mahlen Sie ½ TL Samen und schlucken Sie sie einen Monat lang jeden zweiten Tag mit warmem Wasser.

Bei **verzögerter Menstruation** ergreifen Sie eine der folgenden Maßnahmen.

1. Bereiten Sie einen Aufguss aus Rosenblättern von einer roten Rose (mit Duft) und Fenchelsamen. Verwenden Sie keine Rosenkreuzungen. Geben Sie 3 EL Rosenblätter und 1 TL Fenchelsamen in 400 ml Wasser und kochen Sie die Mischung 15 Minuten. Trinken Sie den Aufguss zwei Mal täglich. Allerdings ist Vorsicht geboten: Dieser Aufguss kann eine Schwangerschaft im frühesten Stadium (während der ersten Tage) beenden.
2. Bereiten Sie den folgenden Aufguss zur Behandlung einer verzögerten Menstruation zu.

HEILMITTEL FÜR EINE VERZÖGERTE MENSTRUATION

Sesamsamen	1 TL
Ingwerpulver	½ TL
Schwarzer Pfeffer	1 Prise
Langer Pfeffer	1 Prise

Die Zutaten in 250 ml Wasser geben und bei schwacher Hitze 15 Minuten kochen. Den Aufguss ein Mal täglich trinken.

3. Trinken Sie zur Behandlung einer verzögerten Menstruation zwei Mal täglich ½ TL gemahlenen Ajwain in heißer Milch.
4. Asant ist ein großartiges Mittel bei verzögerter Menstruation. Bei den Antibiotika habe ich ein Rezept für Heeng Ghee beschrieben. Nehmen Sie zehn Tage vor der Menstruation täglich ½ TL dieser Ghee ein. Sie können sie in eine klare Suppe rühren oder mit Honig verfeinern.

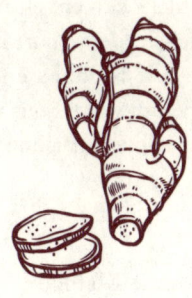

LEICHTE VAGINALINFEKTIONEN

Pilzbefall, bakterielle und andere Infektionen der Vagina gehen meist auf mangelnde Hygiene oder eine Störung der Vaginalflora zurück. Unter normalen Umständen sorgen in einer gesunden Scheide sogenannte Döderlein-Bazillen für ein saures Milieu, indem sie von den Vaginalzellen abgesondertes Glykogen in Milchsäure umwandeln. Dies ist eine Art Schutzmechanismus, der Krankheitserregern das Wachstum erschweren soll. Wenn diese Bakterien aber absterben, fehlt der Schutz vor Infektionen, und die feuchte und warme Vagina wird zum idealen Umfeld für Bakterien, Pilze und andere einzellige Parasiten. Sie vermehren sich schnell und führen unter anderem zu Reizungen, Entzündungen und offenen Wunden.

Die Bekämpfung bakterieller Infektionen mit Antibiotika tötet auch die nützlichen Bakterien in Mund, Verdauungstrakt und Vagina ab und schwächt so die natürlichen Abwehrmechanismen des Körpers. Wer von Zeit zu Zeit Antibiotika nehmen muss, wird festgestellt haben, dass die Behandlung einen schlechten Geschmack im Mund hinterlässt. Das liegt daran, dass die nützlichen Bakterien in der Mundhöhle abgetötet werden und es zu einer Pilzinfektion kommt. Nehmen Sie Antibiotika deshalb nur, wenn es absolut nicht anders geht, und nehmen Sie dann lieber eine der Gewürz-Alternativen aus diesem Buch. Müssen Sie regelmäßig Antibiotika nehmen, essen Sie währenddessen reichlich Joghurt und verstreichen Sie Joghurt in und um Ihre Vagina. Achten Sie darauf, dass er lebende Kulturen enthält, da im Westen viele Joghurts dank der Konservierungsmittel nur noch tote Bakterien enthalten. Am besten nehmen Sie selbstgemachten Joghurt.

Einige weitere Mittel zur Behandlung leichterer Vaginalinfektionen:

1. Eine sehr wirksame Methode, Vaginalinfektionen im Frühstadium loszuwerden, ist, die Scheide mit frischer Kuhmilch auszuwaschen. Die Milch darf nicht hitzebehandelt oder anderweitig haltbar gemacht sein. Die aktiven Bakterien in der Milch stellen die ursprüng-

liche Vaginalflora wieder her und bekämpfen die schädlichen Bakterien, indem sie ein für diese lebensfeindliches Milieu erzeugen.

2. Tränken Sie ein Baumwolltuch zu gleichen Teilen in Honig und Ghee und legen Sie es in die Scheide ein. Wiederholen Sie die Behandlung mehrfach.

3. Bei Trockenheit oder leichten Irritationen durch Infektionen wenden Sie abwechselnd Senföl und Kokosöl an. Verteilen Sie das Öl entweder mit dem Finger oder einem kleinen Baumwolltuch. Senföl ist sehr scharf, deshalb sollten Sie einige Stunden nach der Anwendung zusätzlich Kokosöl auftragen.

4. Bereiten Sie aus fein gemahlenem Süßholz und Ghee eine Paste zu. Tragen Sie diese Paste auf die Scheidenwände und um die Scheide herum auf. Das ist vor allem gut bei durch Parasiten verursachten Wunden.

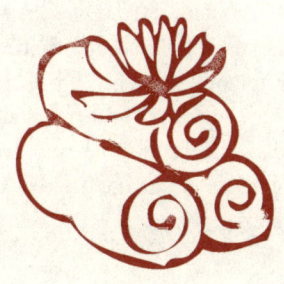

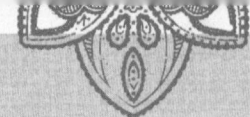

SCHWANGERSCHAFT

Hier einige ayurvedische Empfehlungen für Schwangere:

1. Schwangere sollten Alkohol, Tabak, Marihuana und Drogen mit Opium oder Opiumprodukten meiden. Behandeln Sie leichtere Beschwerden in der Schwangerschaft mit Ernährungstherapie und nehmen Sie keine chemischen Medikamente ein.

2. Essen Sie zu Beginn der Schwangerschaft keine Pitta-fördernden Speisen. Erst in den letzten zwei Wochen sollten Sie Ihre Ernährung auf Pitta-fördernde Speisen umstellen, weil das die Geburt erleichtert.

3. Vermeiden Sie um jeden Preis Verstopfungen, die für Sie äußerst unangenehm und für das Baby sogar gesundheitsgefährdend sind. Manche Frauen leiden in der Schwangerschaft unter Blutarmut und nehmen Eisentabletten ein, die aber Vata im Körper erhöhen und zu Verstopfung führen können. Essen Sie also lieber Äpfel, grünes Gemüse und Tomaten, statt Tabletten zu nehmen.

4. Essen Sie ausschließlich nahrhafte, leichte und flüssige Speisen. Essen Sie reichlich frisches Obst und Salate und meiden Sie haltbar gemachtes Essen. Meiden Sie alles, was Vata im Körper erhöht und damit schlecht für Sie und Ihr Baby ist. Bewahren Sie Ihr Dosha-Gleichgewicht, das in der Schwangerschaft leicht gestört werden kann.

MITTEL GEGEN ÜBELKEIT WÄHREND DER SCHWANGER-SCHAFT

1. Lösen Sie einen Löffel gemahlenen Kandis in einem halben Glas Wasser auf und rühren Sie zwei zermahlene Gewürznelken ein. Trinken Sie bei Übelkeit einige Schlucke.
2. Frisch gepresster Saft von kleinen, süßen Orangen oder anderen Zitrusfrüchten lindert Übelkeit. Nehmen Sie nur süße Früchte, keine sauren. Auch Granatapfel ist ein großartiges Mittel gegen Übelkeit. Lutschen Sie von Zeit zu Zeit einige Kerne. Der Ayurveda verbietet haltbar gemachte Säfte für jeden, aber Schwangere sollten sie besonders strikt meiden.
3. Süßen Sie Ihr Essen mit Kandiszucker statt mit Raffinade. Kandis erhöht Kapha.
4. Weichen Sie etwas Kreuzkümmel in Zitronensaft ein und salzen Sie mit Steinsalz. Lassen Sie den Saft eintrocknen und lutschen Sie bei Übelkeit ein paar von den Samen.
5. Kauen Sie Kardamomsamen, um Übelkeit zu bekämpfen.

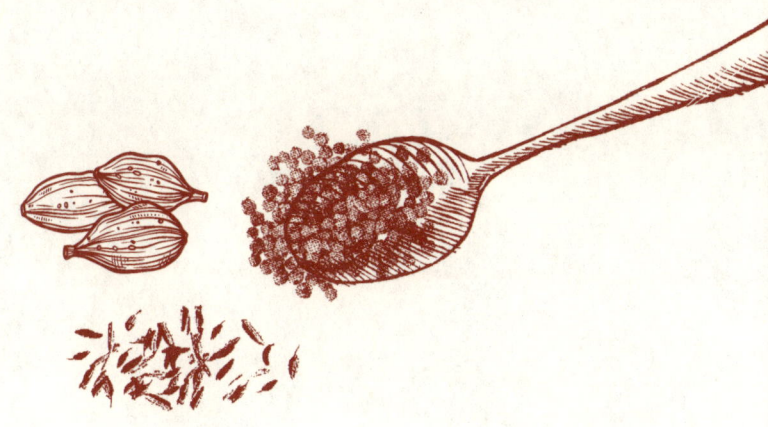

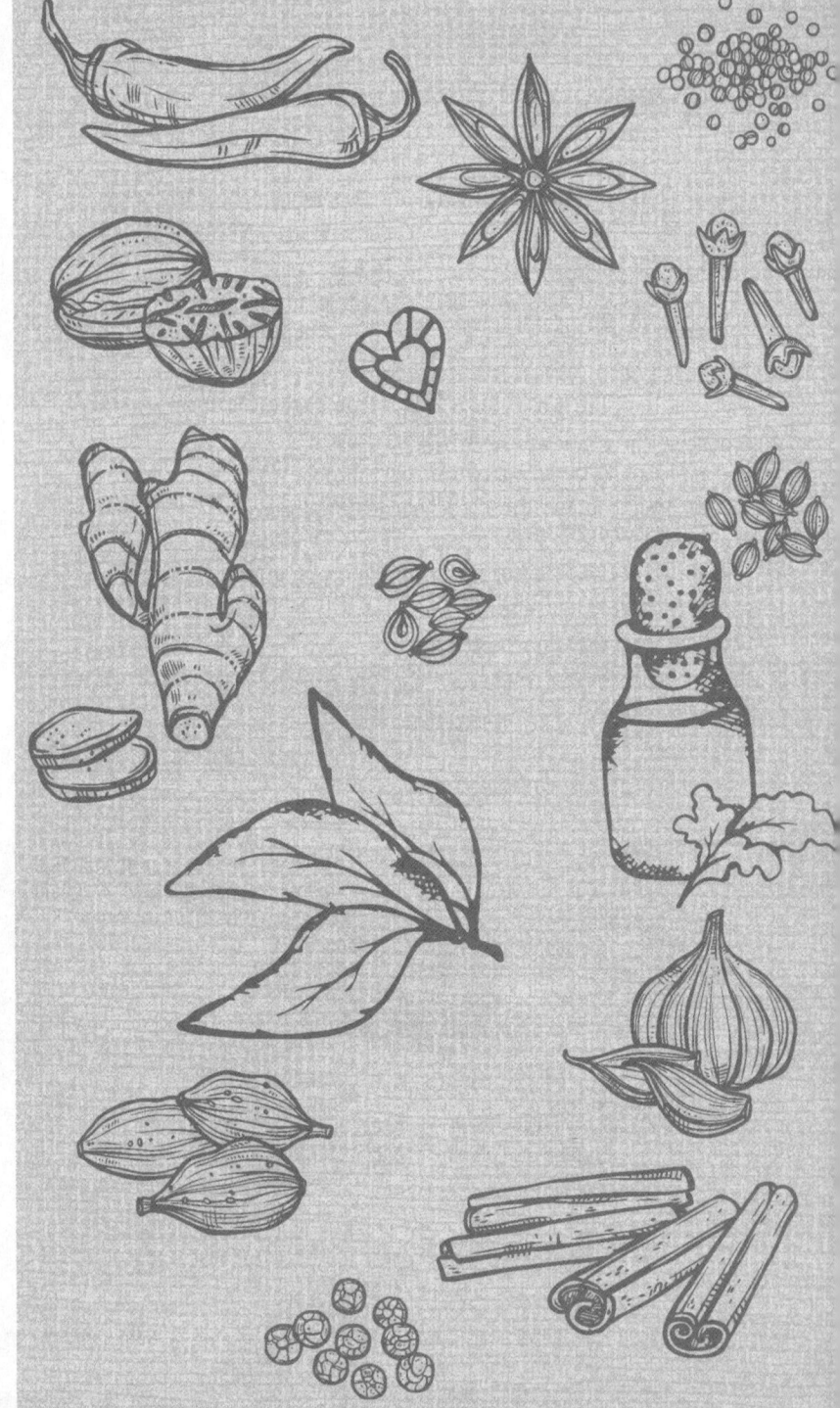

PROBLEME BEI BABYS UND KLEINKINDERN

STÄRKUNG DER IMMUNABWEHR

Im klassischen Ayurveda hat die Prävention von Erkrankungen höchste Priorität. Charaka beschreibt am Anfang seiner Abhandlung zwei Arten der Therapie, erstens die Förderung der Gesundheit und zweitens die Linderung von Erkrankungen. Im Ayurveda folgen wir diesen Anweisungen bis heute; das Immunsystem eines Neugeborenen wird auf traditionelle Weise gestärkt.

MANDEL-PASTE

Eine Mandel mit einem rauen Stein ganz fein zerreiben und ein paar Tropfen Wasser hinzugeben. Dies ist ein wenig mühsam, aber laut Ayurveda hat diese Zubereitung eine andere Wirkung als bei der Verwendung von gemahlenen Mandeln. Fügen Sie eine Prise gemahlenen Kandiszucker hinzu und vermengen Sie das Ganze gut.

DOSIS: Die angegebene Menge ist für 2 Tage gedacht. Geben Sie dem Baby die Hälfte der Menge einmal täglich mit der Fingerspitze auf die Zunge.

ÖLBEHANDLUNG UND ÜBUNGEN

Ölbehandlung bzw. Ölmassagen sind zur Stärkung der Muskeln und Knochen eines Babys sehr wichtig. Da Babys nur liegen können, ist es notwendig, dass wir ganz bestimmte Bewegungen mit ihnen machen.

MASSAGE

Bis zu einem Alter von drei Monaten verwenden wir ausschließlich warme Ghee, da Babys eine sehr empfindliche Haut haben. Da Ghee nach ayurvedischer Lehre von Natur aus süß ist, wirkt sie schützend und stärkend. Nach drei Monaten können Sie Ghee abwechselnd mit Sesamöl, Kokosöl oder Olivenöl verwenden. Das Öl immer lauwarm und auf den gesamten Körper des Babys auftragen. Händen und Füßen dabei mit wiederholten Massagen besondere Aufmerksamkeit schenken.

ÜBUNGEN

Bewegen Sie Arme und Beine des Babys vorsichtig, so dass alle Gelenke bewegt werden. Machen Sie runde Bewegungen in den Hüftgelenken, indem Sie die Beine des Babys leicht anheben.
Babys unter zwölf Monaten müssen ihren Nacken und ihre Wirbelsäule stärken. Heben Sie das Baby dazu an den Beinen an und halten es ein paar Sekunden kopfüber. Dies hilft, die Wirbelsäule zu strecken, und sorgt für eine gute Durchblutung der Kopfregion.

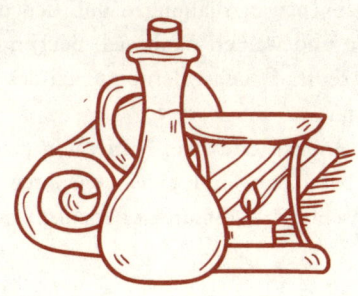

VERDAUUNGSPROBLEME

VERSTOPFUNG

Hier einige Mittel zur Behandlung von Verstopfung bei Babys.

1. Geben Sie ein wenig lauwarme Ghee mit dem Finger in den Anus des Babys. Wenn dies nicht hilft, nehmen Sie eine 1-ml-Spritze ohne Nadel und geben Sie damit ein wenig lauwarme Ghee in die Analöffnung des Babys.
2. Verstopfung geht meist mit verstärkten Blähungen einher. Nutzen Sie daher die im Folgenden aufgeführten Mittel.
3. In der modernen Babypflege wird empfohlen, man solle Babys unter sechs Monaten kein Wasser geben. Bis dahin sollten sie nur Muttermilch trinken. Dieser Auffassung stimmt der Ayurveda nicht zu, denn dies führt zu Trockenheit und Verstopfung. Babys sollten zwei bis drei Mal täglich mit dem Löffel oder der Flasche warmes Kardamomwasser erhalten. Verwenden Sie ausschließlich gekochtes Kardamomwasser oder alternativ gekochtes Wasser mit einem Blatt Tulsi.

BLÄHUNGEN

Babys leiden oft an Blähungen und den damit verbundenen Bauchschmerzen und weinen dann viel. Beugen Sie die Knie des Babys in Richtung seines Bauchs. Beruhigt sich das Kind dadurch, leidet es an Blähungen.

Asant ist ein sehr effektives Mittel, um diese Blähungen zu lösen, hat aber, wie bereits erwähnt, einen sehr intensiven Geruch. Daher haben viele Menschen in Westeuropa Bedenken, es anzuwenden.

ASANT GEGEN BLÄHUNGEN

Ein Asantkorn in ein paar Tropfen heißem Wasser auflösen, so dass eine Paste entsteht. Die Paste im und um den Nabel herum auftragen. Die Blähungen des Babys werden sich sofort lösen.

☀ *Auf dieselbe Weise können Sie statt Asant auch zerstoßenen Knoblauch, Bockshornkleepulver, gemahlenen Ajwain oder Dillsamen anwenden. Sie wirken allerdings nicht ganz so schnell.*

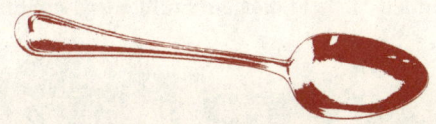

SENFÖL-AJWAIN-MITTEL GEGEN BLÄHUNGEN

Aus Weizenvollkornmehl und Wasser eine Teigkugel formen. 3 TL Senföl rauchheiß erhitzen, dann vom Herd nehmen. 1 TL Ajwain hineingeben, das Öl abkühlen lassen, bis es lauwarm ist. Die Teigkugel mit dem Öl einreiben und in und um den Nabel des Babys herum verstreichen.

Die oben aufgeführten Mittel werden äußerlich angewandt. Der folgende Tee verhilft dem Baby wieder zu innerer Ausgeglichenheit, damit die Verdauung besser arbeitet und sich kein Gas mehr bildet.

AJWAIN-TEE

¼ TL Ajwain 3–4 Minuten in 150 ml Wasser kochen, dann 10 Minuten ziehen lassen. Das Wasser abseihen und 1 Prise Kandiszucker hineingeben. Dem Baby alle 2 Stunden 2–3 TL von dem Tee verabreichen.

DURCHFALL

Wenden Sie bei flüssigem Stuhl oder Durchfall folgende Mittel an.

FENCHELWASSER

Die meisten bereiten Fencheltee zu, indem sie Fenchelsamen in Wasser kochen. Dadurch verliert der Fenchel aber seine medizinische Wirkung. Verwenden Sie Fenchelsamen auf eine der beiden folgenden Weisen, um Durchfall bei Babys zu stoppen.
Am besten 1 TL Fenchelsamen über Nacht in 200 ml warmem Wasser einweichen und dem Baby alle vier Stunden 15 ml (3 TL) von dem Wasser verabreichen. In dringenden Fällen 1 TL Fenchelsamen zu feinem Pulver zermahlen, in 3 EL warmes Wasser geben, gründlich umrühren und durch ein Sieb abseihen. Dem Baby alle vier Stunden 1–2 TL von dem Wasser verabreichen.

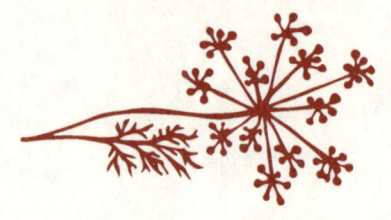

VORSICHTSMASSNAHMEN FÜR STILLENDE MÜTTER

Stillende Mütter sollten besonderen Wert auf ausgewogene und regelmäßige Ernährung legen, damit das Vata des Babys nicht gestört wird. Ergreifen Sie folgende Vorsichtsmaßnahmen:

1. Essen Sie zu jeder Mahlzeit ein gemischtes Gemüsegericht und eine Gemüsesuppe. Verwenden Sie darin jeweils die beschriebene Gewürzmischung D.
2. Verwenden Sie frischen Ingwer und Kreuzkümmel zum Würzen Ihrer Speisen.
3. Trinken Sie drei Mal täglich Kardamomwasser wie eingangs beschrieben.
4. Nehmen Sie Viersamenpulver in der angegebenen Dosis ein. Es hilft nicht nur, Vata auszugleichen, sondern stärkt auch die Muttermilch.

BABYMILCH-ZUBEREITUNG

Am besten ernähren Sie das Baby in den ersten sechs Monaten ausschließlich mit Muttermilch. Sollte das Baby aus bestimmten Gründen zusätzliche Nahrung benötigen, verwenden Sie unbehandelte Bio-Frischmilch und verdünnen Sie sie für Babys unter sechs Monaten zu gleichen Teilen mit Wasser. Geben Sie Milch und Wasser mit einem Kardamomsamen und einem Tulsi-Blatt in einen Topf und kochen Sie sie auf. Leidet das Baby an Erbrechen, geben Sie eine Prise Pfeffer, vorzugsweise Langen Pfeffer, in die tägliche Milch.

☀ *Ich rate von industriell hergestellter Baby-Milch oder Milchpulver ab. Sie sind schwer verdaulich und können Leber und Stoffwechsel des Babys schädigen.*

PROBLEME BEIM ZAHNEN

Das Zahnen verursacht den meisten Babys Schmerzen. Hier einige einfache Hausrezepte, wie Sie die Schmerzen lindern und begleitende Probleme vermeiden können.

1. Nelkenöl ist ein bekanntes Mittel gegen Zahn- und Zahnfleischschmerzen. Für Babys ist es aber viel zu stark. Bereiten Sie daher Nelken-Ghee zu und massieren Sie damit während des Zahnens das Zahnfleisch des Babys.

NELKEN-GHEE

Gewürznelken	5 Stück
Ghee	2 TL

Die Nelken zu Pulver zermahlen. Die Ghee in einem Topf rauchheiß erhitzen, dann die Temperatur auf schwache Hitze reduzieren und das Nelkenpulver hineingeben. Den Topf nach 15–20 Sekunden vom Herd nehmen. Kurz abkühlen lassen, dann durch ein feines Sieb oder Passiertuch abseihen. In einem Gefäß mit Deckel aufbewahren.
Die Nelken-Ghee vorsichtig lauwarm mit dem Finger in das Zahnfleisch des Babys einmassieren. Ghee wird selbst bei 20 ˚C fest.

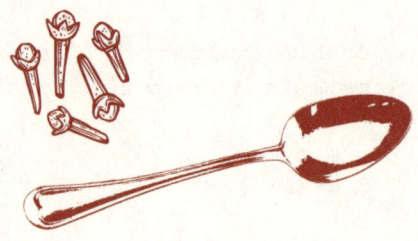

2. Kopf- und Ohrenmassage: Eine sanfte Massage des Babykopfs mit den Fingerspitzen hilft, das Baby während des Zahnens zu beruhigen. Geben Sie dazu Mandelöl auf Ihre Fingerspitzen. Massieren Sie besonders den Bereich hinter den Ohrmuscheln. Das beruhigt und entspannt das Baby und lässt es einschlafen.

3. Rückenmassage: Legen Sie das Baby auf den Bauch und streichen Sie ihm sanft über den Rücken. Machen Sie dazu langsame, runde Bewegungen mit der Hand. Das beruhigt das Baby und hilft ihm einzuschlafen.

4. Fingerhirse (in Indien Mandua oder Raagi genannt) ist ideal für Babys. Wenn Babys zahnen, sind sie bereits sechs Monate oder älter. Daher können Sie sie bedenkenlos mit Fingerhirse-Halva (siehe unten) füttern.

FINGERHIRSE-HALVA

Fingerhirsemehl	1 EL
Ghee	1 TL
Zucker	1 TL

Ghee erhitzen und das Mehl hineingeben. Rund 1 Minute anschwitzen, dann den Zucker hinzugeben. Einige Sekunden anschwitzen, dann mit 100 ml Wasser aufgießen. Die Mischung rund 1 Minute köcheln lassen. Das Baby je nach Appetit ein bis zwei Mal täglich mit dem warmen Halva füttern.

5. Mandel-Honig-Paste: Dieses Mittel wurde bereits weiter oben beschrieben. Verabreichen Sie es dem Baby, während es zahnt, einmal täglich zur Stärkung des Immunsystems.

OHRENSCHMERZEN

Während sie zahnen, leiden Babys fast immer auch an Ohrenschmerzen.
Hier sind zwei einfache Mittel, die Linderung bringen.

1. Erhitzen Sie 3 TL Senföl, bis es raucht. Nehmen Sie es vom Herd
   und geben Sie 3 Knoblauchzehen hinein, damit sie rösten. Das Öl
   abkühlen lassen und abseihen. Geben Sie zwei bis drei Tropfen von
   dem Öl in die Ohren des Babys.
2. Das folgende ist kein klassisches Ayurveda-Mittel, wird aber in ganz
   Indien traditionell angewandt. Geben Sie ein paar Tropfen eigenen
   Urin des Babys in seine Ohren.

VERSCHLEIMTE ATEMWEGE

Manchmal leiden Babys an hartnäckigem Husten und verstopfter Nase.
Sie haben verschleimte Atemwege. Die folgenden zwei Mittel helfen,
dieses Problem zu lindern.

1. Erhitzen Sie 1 EL Senföl sanft und geben Sie eine Prise Salz hinein.
   Reiben Sie die Brust des Babys damit ein. Nach ein paar Anwendungen beginnt die Verschleimung sich zu lösen.
2. Eine weitere Anwendung besteht aus einer Dampfinhalation mit
   einigen Kräutern. Zerstoßen Sie drei Gewürznelken, ein Stück Zimt
   und eine Kapsel schwarzen Kardamom zu einem feinen Pulver. Geben Sie das Pulver in kochendes Wasser und lassen Sie das Baby den
   Dampf einatmen. Am einfachsten setzen Sie sich dazu auf einen
   Stuhl und legen das Baby auf dem Bauch auf Ihren Schoß. Der Kopf
   des Babys sollte seitlich leicht überhängen. Stellen Sie den Topf oder
   einen Inhalator auf den Boden, so dass das Baby den Dampf automatisch einatmet. Dies ist für die Babys unangenehm, und sie weinen
   meist während des Inhalierens. Aber es befreit Nase und Bronchien
   vom verstopfenden Schleim.

SCHLAFPROBLEME

Viele Babys haben Schlafprobleme, was für die Eltern sehr ermüdend ist. Bemühen Sie sich, den Schlafrhythmus des Babys von Anfang an in die richtigen Wege zu leiten. Hier einige Maßnahmen, die dabei helfen.

1. Halten Sie die Fütterungszeiten möglichst genau ein und füttern Sie nicht zwischendurch. Wenn das Baby in den drei Stunden zwischen den Mahlzeiten weint, geben Sie ihm ein wenig Kardamomwasser.
2. Nach der Weisheit des Ayurveda und der indischen Tradition sollte ein Baby von Anfang an fünf Stunden Schlaf am Stück erhalten. Weint das Baby zwischendurch, geben Sie ihm ein wenig warmes Wasser. Wird das Baby zwischendurch mit Milch gefüttert, kommt sein Stoffwechsel in Gang, und es wacht auf. Es kostet Geduld und Mühe, den Schlafrhythmus des Kindes zu steuern.
3. Wenn das Baby nicht einschläft, versuchen Sie, es mit der oben beschriebenen Ohrmassage zu beruhigen.
4. Zum besseren Einschlafen können Sie dem Baby folgende Mittel geben.

JAVITRI (MUSKATBLÜTE) MIT HONIG

Muskatblüte zu einem feinen Pulver zermahlen und durchsieben. Mit reinem Honig zu einer dünnen Paste verrühren. Geben Sie dem Baby ein wenig davon mit dem Finger auf die Zunge.

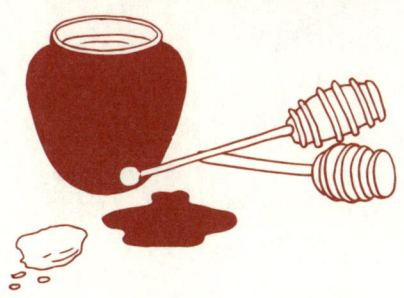

5. Stillende Mütter sollten Vata-ausgleichende Nahrung essen und genügend Ghee, Nüsse und andere Kapha-fördernde Lebensmittel zu sich nehmen, damit das Baby keine Vata-Störung erleidet.
6. Schlafstörungen des Babys sind häufig durch Nervosität der Mutter bedingt, die sich auf das Kind überträgt. Die Mutter sollte versuchen, ihre Nervosität mit Hilfe von Atem- und anderen Yogaübungen zu überwinden. Sie sollte versuchen, sich stattdessen an dem kleinen Wunder, mit dem sie gesegnet ist, zu erfreuen. Babys sind sehr feinfühlig und reagieren sensibel auf ihre Umwelt.

LEBERPROBLEME

Manchmal sind Babys sehr blass oder haben eine gelbliche Haut. Dann heißt es, sie leiden an Hepatitis. In der indischen Tradition und im Ayurveda haben wir ein sehr einfaches und wirksames Mittel dagegen. Kochen Sie 200 ml Wasser mit einem Löffel Zucker und einer Prise Salz bis auf die Hälfte des Volumens ein. Lassen Sie es abkühlen und geben Sie dem Baby alle zwei Stunden ein paar Löffel davon. Der Urin des Babys wird dunkelgelb, es scheidet die angesammelte Hitze aus. Verabreichen Sie das Mittel weiter alle zwei bis drei Stunden, bis der Urin des Babys wieder hell ist.

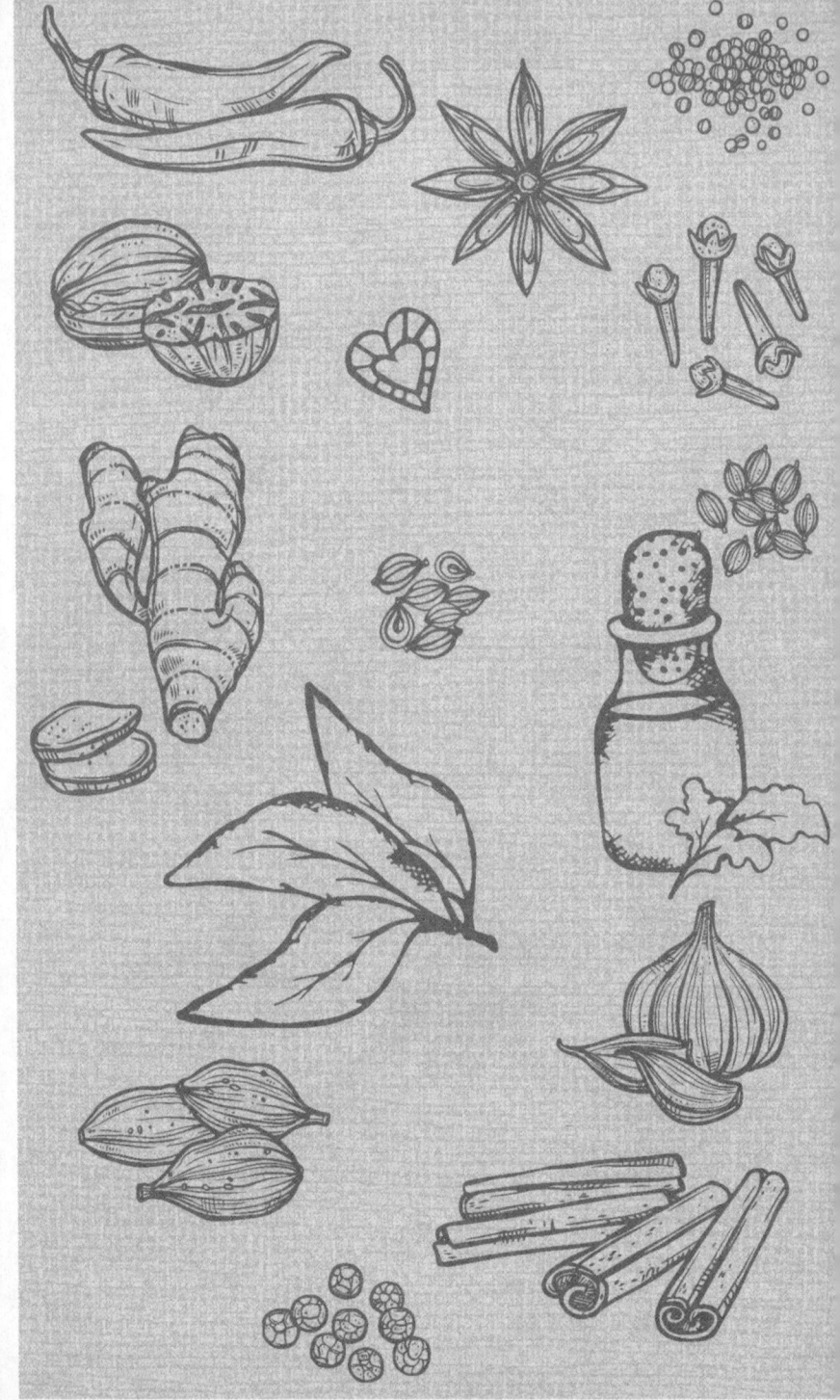

KRÄUTER UND GEWÜRZE KENNENLERNEN UND VERARBEITEN

AUS DER APOTHEKE DER NATUR

In diesem Buch geht es darum, Heilmittel aus ayurvedischen Kräutern und Gewürzen herzustellen. Die Natur beschenkt uns mit den unterschiedlichsten Mitteln zur Behandlung von gesundheitlichen Problemen, aber hier sollen einfache und praktische Lösungen im Mittelpunkt stehen. Dazu muss sich der Leser mit den wenigen Kräutern und Gewürzen, die wir für die mehr als 135 Mittel in diesem Buch nutzen, vertraut machen. Es geht nicht nur darum, sie im Laden erkennen zu können, sondern Sie sollten auch ihren Platz in der Natur kennen, deren Teil diese Kräuter und wir selbst sind.[1]

❋ SALZE

Aus ayurvedischer Sicht gibt es vier Arten von Salzen. Für Küche und Heilmittel sind zwei Arten von Steinsalz von Bedeutung.
Sendhav- oder Sendha-Salz ist ein transparentes oder rosafarbenes Steinsalz, das oft durch eingeschlossene Mineralien gefärbt ist. Der Name Sendha stammt von dem großen Fluss Indus, der in unserer Sprache Sindhu heißt. Heute wird es im Westen als Himalayasalz vermarktet, obwohl es nicht aus dem Himalaya stammt. Der größte Teil des Sindhu liegt im heutigen Pakistan und wird von dort importiert.
Krishan Lavan, Kala Namak oder schwarzes Salz ist meist dunkelbraun, weil es Eisen und Schwefel enthält.
Meersalz fördert Kapha und Pitta, senkt aber Vata. Steinsalze hingegen fördern kein Kapha. Sie sind gut für die Verdauung und wirksam gegen Appetitlosigkeit. Wir verwenden für ayurvedische Heilmittel ausschließlich Steinsalz, das auch gut zum Würzen ist, da es neben Natriumchlorid auch verschiedene weitere Mineralien wie Eisen, Kalium, Magnesium, Mangan und Zink enthält.

---

[1] Diese Information stammt aus meinen Büchern Ayurveda: A way of Life (1990), Ayurveda for Inner Harmony (1992) und Ayurvedic Food Culture and Recipes (2000). Das pharmakologische Wissen und die Dosierungen stammen von meinem Lehrer Acharya Priya Vrat Sharma und seinen zahlreichen Büchern zur ayurvedischen Pharmakologie, die heute zum Lehrbuchkanon der meisten indischen Ayurveda-Schulen zählen.

❊ KURKUMA (CURCUMA LONGA; HINDI: HALDI)

Jeder kennt dieses leuchtend gelbe Gewürzpulver, aber nur wenige im Westen haben jemals die eigentliche Pflanze gesehen. Es handelt sich dabei um eine Wurzel, die auf den ersten Blick wie Ingwer aussieht, sich aber nach dem Schälen anders als Ingwer leuchtend gelb präsentiert. Die Pflanze wird 70–90 cm hoch und hat 50–60 cm lange und etwa 15 cm breite Blätter.

Kurkuma ist von enormer medizinischer Bedeutung: Es ist entzündungshemmend, antiallergen, wirkt antibiotisch und ist ein Rasayana. Es bringt die drei Energien ins Gleichgewicht, besitzt aber eine leicht heiße Natur.

Viele Menschen außerhalb Indiens verwechseln Kurkuma mit dem sogenannten »Curry«, dabei gibt es weder in Indien noch im Ayurveda so etwas wie Curry. Curry ist eine Erfindung der Briten, die zu Kolonialzeiten die indischen Gewürze zu kompliziert fanden und versuchten, eine Mischung aus Kurkuma und allen anderen Gewürzen herzustellen. Das war aus indischer und ayurvedischer Perspektive ziemlich absurd, weil hier Gewürze in Bezug unter anderem auf Speise, Klima und Jahreszeit sehr gezielt eingesetzt werden.

❊ PFEFFER (PIPER NIGRUM)

Das am weitesten verbreitete Gewürz der Welt ist Pfeffer, der außer in Indien auch in Malaysia, Indonesien und Sri Lanka angebaut wird. Pfeffer ist eine Kletterpflanze mit 15 cm langen und rund 8 cm breiten Blättern und Blüten und Früchte, die in Ähren wachsen. Die Früchte sind im unreifen Zustand grün und färben sich später rot. Beim Trocknen werden sie schwarz und ergeben den bekannten schwarzen Pfeffer. **Weißer Pfeffer** entsteht aus den reifen Beeren des schwarzen Pfeffers, die eingeweicht, geschält und anschließend getrocknet werden. Durch das Schälen verliert der Pfeffer an Schärfe.

Pfeffer gilt im Ayurveda als heiß. Weißer Pfeffer ist milder als schwarzer. Pfeffer wird zur Heilung von Vata und Kapha Vikriti empfohlen und fördert das Verdauungsfeuer (Agni).

❋ LANGER PFEFFER (PIPER LONGUM; HINDI: PEEPAL ODER PIPPALI)

Es gibt zwei Varianten: Eine ist klein und dünn, etwa 1,2 cm lang und 0,5 cm dick, die andere ist doppelt so groß. Langer Pfeffer besitzt eine körnige Oberfläche.

Der Lange Pfeffer ist ebenfalls eine Kletterpflanze, hat aber herzförmige, etwa 8 cm lange Blätter. Die reife Frucht ist rot und trocknet zu einem matten Schwarzbraun.

Langer Pfeffer ist weniger scharf als schwarzer Pfeffer und wird für Gewürzmischungen und manche Tees empfohlen. Er ist gut für Gehirn und Nerven.

❋ ZIMT (CINNAMOMUM ZEYLANICUM; HINDI: DALCHINI)

Der Zimtbaum, dessen Rinde als Gewürz genutzt wird, wird 7–10 m hoch. Meist findet man zwei unterschiedliche Arten von Zimtrinde. Eine ist dick und dunkelbraun, die andere rötlich braun und dünn, wobei die dunkle, dickere intensiver riecht und schmeckt.

Zimt wächst im nordwestlichen Himalaya bis auf 1200 m Höhe, in Südwestindien und auf Sri Lanka. Die Variante aus dem Süden ist dünner und milder. Man erkennt den Zimtbaum an seinen typischen, tief gefurchten Blättern und seinem dichten Laub.

Zimt gilt im Ayurveda als heiß. Er ist ein wichtiges Rasayana und fördert Abwehrkraft und Vitalität. Außerdem wirkt er antibiotisch.

Zimtblätter nennt man *Tejpatra*. Sie werden ebenfalls in Gewürzen, Heilmitteln und zur Extraktion von Öl verwendet.

✳ GEWÜRZNELKEN (SYZYGIUM AROMATICUM; HINDI: LAVANG ODER LAUNG)

Die meisten Menschen kennen dieses Gewürz. Selbst, wenn sie die kleinen getrockneten Blütenknospen noch nie gesehen haben, kennen sie den Geruch vom Zahnarzt, da Nelkenöl gegen Zahnschmerzen und zur Vorbereitung von Füllungen genutzt wird.

Der Gewürznelkenbaum wird bis zu 12 m hoch und ist mit bis zu 100 Jahren recht langlebig. Nach sieben bis acht Jahren erscheinen die ersten Blütenknospen, seinen größten Ertrag liefert der Baum zwischen 30 und 60 Jahren. Die Knospen werden gepflückt, wenn sie gerade ihre Farbe von Grün zu Rosa wechseln.

Gewürznelken gelten im Ayurveda als kalt.

Ebenso wie Zimt besitzen Nelken antibiotische Eigenschaften. Die meisten Gewürze sind Rasayanas und fördern Abwehrkraft und Vitalität, aber diese beiden sind besonders wichtig.

✳ KARDAMOM (ELETTARIA CARDAMOMUM BZW. AMOMUM SUBULATUM; HINDI: CHOTI BZW. BADI ILAYACHI)

Der Kardamom, den die meisten kennen, ist der Kleine Kardamom, der auf Hindi *Choti Ilayachi* heißt. Daneben gibt es auch noch den Großen Kardamom, der sich in seinen ayurvedischen Eigenschaften stark von der Kleineren Variante unterscheidet, aber zur selben Pflanzenfamilie der *Zingiberaceae* gehört. Beide Pflanzen sind buschig mit langen Blättern, die aus der Wurzel sprießen. Die Knospen stehen am unteren Ende der Blätter dicht über dem Grund. Der Kleine Kardamom wächst in Südindien und Sri Lanka, der Große im unteren Himalaya. Beide benötigen feuchte, nicht staunasse Böden.

Der oftmals einfach als Kardamom bezeichnete Kleine Kardamom hat hellgrüne Blüten und hellgrüne oder gelbe, etwa 1 cm lange Früchte, die in ihrem Inneren 15 bis 20 braune oder schwarze Samen tragen. Diese Samen werden zum Kochen und medizinisch genutzt. Der Kleine Kardamom balanciert die Energien aus und ist gut für Rachen und Herz. Er fördert die Verdauung und ist gut für die Zähne. Nach einer Mahlzeit reinigt und parfümiert er den Mund und bringt die Verdauung in Gang. Der Große Kardamom besitzt gelbe oder weiße Blüten, und seine Früchte sind dunkelbraun und etwa drei Mal so groß wie die des Kleinen Kardamoms. Die kleinen Samen werden als Gewürz und Heilmittel genutzt. Im Ayurveda gilt der Große Kardamom als heiß. Er ist eine wunderbare Medizin gegen niedrigen Blutdruck und sollte deshalb von Hochdruckpatienten gemieden werden. Man verwendet ihn in Hustensäften, gegen Fieber und bei Beschwerden des Mund- und Rachenraums. Der Große Kardamom hat einen wesentlich intensiveren Geschmack als der Kleine. Er kommt meist in Gewürzmischungen zum Einsatz.

✳ KREUZKÜMMEL (CUMINUM CYMINUM; HINDI: JEERA)

Die Kreuzkümmelpflanze ist etwa 30 cm hoch mit sehr feinen Blättern. Die winzigen Blüten sind weiß oder rosa und stehen in Dolden. Die Früchte sind länglich, braun und etwa ½ cm lang. Die Pflanze wird in ganz Indien angebaut.

Kreuzkümmel (Cumin) gilt im Ayurveda als heiß. Er hat einen köstlichen Geschmack und Duft. Er fördert die Verdauung und sollte vor allem bei der Zubereitung schwer verdaulicher und fetter Speisen verwendet werden. Kreuzkümmel besitzt aber auch noch andere medizinische Eigenschaften. Er fördert die Kraft, bekämpft Müdigkeit und wird nach der Geburt verabreicht, um den Milchfluss zu fördern. Er hilft auch gut bei Appetitlosigkeit.

✳ FENCHEL (FOENICULUM VULGARE; HINDI: SAUNF) UND ANIS (PIMPINELLA ANISUM)

Fenchel ähnelt ein wenig dem Kreuzkümmel, ist aber größer und grün. Die Pflanze wird etwa 1 m hoch, besitzt winzige Blättchen und gelbe Blütendolden. Die Früchte sind länglich, hellgrün und besitzen fünf Furchen. Schneidet man die Blätter wiederholt zurück, wird die Wurzel dicker und kann als Gemüse gegessen werden.

Fenchel gilt im Ayurveda als kalt. Er besitzt ein zartes Aroma und schmeckt süß. Er fördert die Verdauung und parfümiert den Mund, deshalb soll man ihn wie Kardamom nach einer Mahlzeit kauen. Er wird in Desserts und auch in Gewürzen verwendet und dient dazu, die heiße Wirkung anderer Gewürze zu mildern.

Fenchel heilt gestörtes Vata und Pitta und wird in Kräutertees verwendet. Zu viel davon kann zu Verstopfung führen. Er wird aber auch gegen Durchfall eingesetzt.

Anis *(Pimpinella anisum)* hat kleine runde Kerne und ähnliche Eigenschaften wie Fenchel. Er ist dem Fenchel auch in Aroma und Geschmack sehr ähnlich, besitzt aber ein leicht bitteres Rasa. Er kann Fenchel in Heilmitteln ersetzen.

✳ KORIANDER (CORIANDER SATIVUM; HINDI: DHANIYA)

Die Korianderpflanze ist etwa 60 cm hoch; ihre Blätter dienen zum Würzen von Salaten und scharfen Gerichten. Die Samen dienen als Gewürz und Medizin. Die Blätter sind rund und mehrfach eingeschnitten. Die violetten und weißen Blüten stehen in Dolden. Die Früchte sind gelb und rund und teilen sich auf Druck in zwei Hälften mit den Samen. Vor dem Pflanzen sollten sie geöffnet werden. Koriander wird in ganz Indien angebaut.

Im Ayurveda gilt Koriander als kalt und dient in Gewürzmischungen und Heilmitteln zum Ausgleich für heiße Gewürze. Er besitzt viele medizinische Eigenschaften und stärkt unter anderem die Nerven.

✱ SCHWARZKÜMMEL (NIGELLA SATIVA; HINDI: KALONJI)

Schwarzkümmel ist wie Koriander eine kleine Pflanze, hat aber größere Blätter. Die Blüten sind hellblau, die Früchte sind rund und enthalten mehrere schwarze, herzförmige Samen. Man sollte nur den Echten Schwarzkümmel *(Nigella sativa)* kaufen und darauf achten, dass der Name »Kalonji« auf der Packung steht. Er stammt ursprünglich aus Südeuropa, ist aber heute ein bedeutendes indisches Gewürz, das in ganz Indien angebaut wird.

Schwarzkümmel gilt im Ayurveda als heiß und hat einen intensiven Geschmack und Geruch. Neben anderen medizinischen Eigenschaften wird er auch zur Linderung von Regelschmerzen eingesetzt.

✱ BOCKSHORNKLEE (TRIGONELLA FOENUM-GRAECUM; HINDI: METHI)

Eine weitere kleine, etwa 60 cm hohe Pflanze, deren gerundete Blätter in Dreiergruppen stehen. Die Blüten sind weiß und gelblich, und die winzigen bohnenförmigen Früchte enthalten jeweils 10 bis 20 runde, dunkelgelbe Samen mit unregelmäßiger Oberfläche.

Bockshornkleesamen werden als Gewürz und Heilmittel genutzt. Die Blätter werden als Gemüse gegessen. Bockshornklee gilt im Ayurveda als heiß. Seine Samen haben einen sehr intensiven Geschmack. Er hilft gegen gestörtes Vata und wird Frauen nach der Geburt verabreicht, um die Milch zu verbessern. Zudem stärkt er die Nerven.

✱ SENF (SINAPIS ALBA UND BRASSICA NIGRA)

Diese kleine, fast 1 m hohe Pflanze mit ihren leuchtend gelben Blüten ist in aller Welt bekannt. Die Früchte sind kleine bohnenförmige Hülsen mit jeweils mehreren runden, rötlich braunen Samenkörnern. Es gibt mehrere Senfarten von unterschiedlicher Farbe und Größe. Der Braune Senf wird als Gewürz verwendet und heißt auf Hindi *Rai*. Er hat kleinere Samen als der Große Senf, der zur Ölgewinnung angebaut wird. In manchen Regionen Indiens isst man Senfblätter als Gemüse, die aber stark adstringierend sind und eine spezielle Zubereitung erfordern. Senföl wird zum Kochen und auch als Heilmittel verwendet, weil es Schmerzen lindert und antibiotisch wirkt. Es dient auch zur Behandlung von Hautinfektionen.

Senfsamen gelten im Ayurveda als heiß und werden zusammen mit anderen Gewürzen in Gewürzmischungen genutzt.

✳ AJWAIN ODER KÖNIGSKÜMMEL (TRACHYSPERMUM AMMI)

Ajwain wird im Deutschen auch Königskümmel genannt. Er ist eine 1 m hohe, buschige Pflanze mit winzigen gefiederten Blättern. Die weißen Blüten stehen in Dolden. Die Früchte sind eiförmig, braun und etwa 4 mm lang. Jede Frucht enthält einen winzigen braunen, gerippten Samen.

Es gibt großen und kleinen Ajwain. Die Samenkörner des kleinen sind 1–2 mm groß, der große misst etwa das Doppelte. In Indien nimmt man die große Variante als Heilmittel für Haustiere und die kleine als Gewürz und Medizin für Menschen.

Ajwain erinnert an Thymian, wobei man vom Thymian die Blätter verwendet und vom Ajwain die Samen. Er wird in Indien vielfach in der Küche und in der Medizin eingesetzt und wird im ganzen Land angebaut.

Im Ayurveda gilt Ajwain als heiß. Er heilt gestörtes Vata und Kapha und verbessert Pitta. Er fördert die Verdauung und ist hoch wirksam bei diversen Verdauungsbeschwerden. Speisen verleiht er einen köstlichen Geschmack; er wird vor allem bei Gebratenem, Speisen mit Teig und fettigen Speisen empfohlen. Ajwain stärkt die Leberfunktion und hilft, schweres und fettiges Essen zu verdauen. Er wird auch gegen Blähungen, Aufstoßen und Appetitlosigkeit eingesetzt.

✳ DILL (ANETHUM SOWA; HINDI: SOYE)

Dill wird 50–60 cm hoch. Er hat fein zerteilte Blätter und Dolden winziger brauner Früchte mit noch kleineren mattbraunen, leicht abgeflachten und gerippten Samen. Dill wird in ganz Indien angebaut; in einigen Staaten im Norden isst man die Blätter als Gemüse.

Dillblätter gelten im Ayurveda als kalt, während die Samen als extrem heiß gelten. Man isst die Blätter als Kraut oder Gemüse und nutzt die Samen als Gewürz und Heilmittel. Dillsamen kommen unter anderem in diversen Heilmitteln für Menstruationsbeschwerden und postnatale Probleme zum Einsatz.

✳ INGWER (ZINGIBER OFFICINALE; HINDI: SHUNTI, SAUNTH ODER ADARAK)

Die Ingwerpflanze mit ihren dicken, grundständigen Blättern erinnert an Kurkuma, dem sie auch in der Größe gleicht. Frischer Ingwer balanciert die drei Energien aus und ist sehr empfehlenswert in Speisen und Tees. Er ist ein Rasayana. Getrockneter Ingwer gilt im Ayurveda als heiß. Er belebt die Leberfunktionen und regt den Appetit an.

✳ KNOBLAUCH (ALLIUM SATIVUM)

Die Knoblauchpflanze ist 50–60 cm hoch und hat schmale, längliche Blätter. Die zahlreichen weißen Blüten stehen in einer Scheindolde. Die weiße oder rosa getönte Zwiebel oder Knolle wird Knoblauch genannt und teilt sich in 12 bis 18 Zehen. Die Knoblauchblätter werden in Salaten, als Suppengarnitur und in anderen warmen Speisen verwendet. Knoblauch gilt im Ayurveda als heiß. Er ist unter den Gewürzen ein wichtiges Rasayana und hat fünf von sechs Rasas, mit Ausnahme von sauer. Der geruchsintensive Knoblauch wirkt stark belebend und hat daneben auch antibiotische Eigenschaften, fördert das Sehvermögen und ist ein Aphrodisiakum.

Ungeachtet aller großartigen Eigenschaften sollte man Knoblauch vorsichtig nutzen. Er ist sehr heiß und sollte täglich, aber in kleinen Dosen verwendet werden. Es gibt Menschen, die ihn nicht gut vertragen und an Nebenwirkungen wie trockenem Hals, übermäßigem Durst, Hautausschlägen und Rastlosigkeit leiden. Als Gegenmittel hilft ein Aufguss mit Koriandersamen. Gegen den starken Geruch hilft Grüner Kardamom.

✳ GARTENKRESSE (LEPIDIUM SATIVUM; HINDI: CHANSUR ODER HALIM)

Gartenkresse wird nur etwa 30 cm hoch. Die rundlichen Blätter sind etwa 1 cm groß und stehen in Dreiergruppen. Die Blüten sind winzig und weiß. Die Früchte sind kleine spindelförmige Hülsen mit jeweils einem länglichen, braunen Samen, der sehr intensiv schmeckt und in diversen Heilmitteln verwendet wird.

In Europa isst man Kresseblätter im Salat, in Indien dienen sie als Futter für Pferde, Kamele und andere Haustiere.

Die Kresse gilt im Ayurveda als heiß. Die Blätter sind dank ihres bitteren Rasa milder, dafür sind die Samen extrem heiß und werden durch Keimung milder. Die Samen reinigen das Blut, helfen bei Frauenbeschwerden, spenden Kraft und verbessern die Sekretion der Geschlechtsorgane.

✳ MUSKATNUSS UND -BLÜTE (MYRISTICA FRAGRANS; HINDI: JAIPHAL UND JAVITRI)

Der Muskatnussbaum wird bis zu 10 m hoch. Seine ovalen Blätter sind rund 8 cm lang, seine angenehm duftenden Blütenstände sind gelb. Die ovalen, rund 5 cm langen Früchte sind gelb und haben eine dicke gelbe Schale. Wenn sie reif sind, platzt die Schale auf und enthüllt einen harten, hellbraunen Samen mit einem leuchtend gelblich roten Samenmantel. Beim Trocknen löst sich der Mantel ab. Diese sogenannte

Muskatblüte wird ebenfalls als Gewürz genutzt. Der Samen heißt Muskatnuss und wird in aller Welt als Gewürz geschätzt.

Sowohl Muskatnuss als auch Muskatblüte gelten im Ayurveda als heiß. Sie verleihen Speisen einen zarten Geschmack und Duft. Die Blüte ist milder als die Nuss. Beide dienen zur Behandlung von Störungen von Vata und Kapha.

Muskat verlangsamt das Denken und beruhigt die Nerven. Die empfohlene Tageshöchstdosis beträgt etwa ¼ Nuss. Sie sollte nicht überschritten werden, da Muskat berauschend und betäubend wirkt. Muskat ist gut für übererregte Menschen. Es verlangsamt auch die Aktivität der glatten Muskulatur und wird deshalb bei Durchfall gegeben. Abgesehen davon, dient es auch zur Linderung von Menstruationsbeschwerden und Sexualstörungen.

✳ SAFRAN (CROCUS SATIVUS; HINDI: KESAR)

Die winzigen, leuchtend roten und orangefarbenen Safranfäden sind die Blütenstempel einer Krokusart. Die Pflanze ist knapp 30 cm hoch und hat schmale, lange Blätter. Die Blüten sind violett, die weiblichen Blüten besitzen jeweils drei 2,5 cm lange leuchtend rote Stempel, die vorsichtig ausgelöst und getrocknet werden. Anbau und Gewinnung des Safrans erfordern äußerste Sorgfalt. Das macht ihn sehr teuer. Andererseits benötigt man für Speisen und Heilmittel nur geringste Mengen. Sollten Sie irgendwo preisgünstigen Safran angeboten bekommen, handelt es sich mit ziemlicher Sicherheit um eine Fälschung. Lassen Sie sich nicht täuschen!

Die Safranpflanze stammt ursprünglich aus Südeuropa und wird heute unter anderem in Spanien, Italien, Griechenland und Frankreich, aber auch in Afghanistan und im Iran angebaut und in alle Welt exportiert. In Indien wird sie in Jammu und Kaschmir angebaut und auch aus Frankreich und Spanien importiert.

Bei regelmäßiger Einnahme in geringen Mengen gleicht Safran die drei Energien aus. Er gilt im Ayurveda als heiß; die Tagesdosis beträgt

100 mg. Er ist ein Aphrodisiakum und ein Rasayana und wird in zahlreichen Heilmitteln, vor allem für Frauenbeschwerden, eingesetzt.

✱ INDISCHES BASILIKUM (OCIMUM SANCTUM; HINDI: TULSI)

Diese Basilikumart gilt in Indien als heilig und wird auch Heiliges Basilikum genannt, weil sie in jedem Hindu-Haushalt verehrt wird. Die Pflanze unterscheidet sich von der großblättrigen europäischen Art, und es gibt eine Variante mit violett getönten Blättern, die als ideal für die medizinische Verwendung gilt. Da sie medizinisch so wertvoll ist, haben sich zahlreiche Rituale für die Pflege und den Schutz der Pflanze entwickelt.

Die Basilikumpflanze ist knapp 1 m hoch. Ihre Blätter sind 2–5 cm lang, und ihre winzigen violetten Blüten stehen in 10–15 cm langen ährigen Blütenständen. Die Samen sind klein, rund und braun.

Basilikum ist ein Rasayana und stärkt die Immunabwehr. Es gilt im Ayurveda als heiß und sollte deshalb nicht im Übermaß genossen werden. Zum Kochen nimmt man vier bis fünf Blätter am Tag, für medizinische Anwendungen etwas mehr.

✱ PFEFFERMINZE (MENTHA PIPERITA; HINDI: PUDINA)

Dieses Kraut braucht keine gesonderte Vorstellung, da jedes Kind den starken Geschmack von Pfefferminze kennt. Die kleine Pflanze wird etwa 30 cm hoch mit dicken und leicht rundlichen Blättern und winzigen violetten Blüten. Die Blätter der jungen Pflanze vor der Blüte sind zart und können als Tee- und Heilkraut verwendet werden. Neben der Pfefferminze gibt es noch zahlreiche weitere Minzearten, z.B. Gartenminze, Ackerminze, Speerminze.

Die Pfefferminze gilt im Ayurveda als heiß. Sie fördert den Appetit, stärkt das Verdauungsfeuer (Agni), beruhigt und stärkt das Herz.

✱ CURRYBLÄTTER (MURRAYA KOENIGII)

Die Currypflanze wird auf Hindi auch »süßer Niem« genannt. Der 3–4 m hohe Baum hat aromatische Blätter, weiße Blüten und kleine, süße Beeren und wächst in Indien bis auf 1500 m Höhe. Er wird zum Würzen von Gemüse- und Linsengerichten genutzt. Nur frische Blätter besitzen Geschmack und medizinischen Nutzen. Man kann den Baum in Europa in Gartenmärkten kaufen und auch im Kübel pflanzen. Er stammt aus dem unteren Himalaya und ist winterhart. Die Blätter wirken antioxidant, antidiabetisch, entzündungshemmend, krebshemmend, stimulierend, appetitanregend, schmerzlindernd, entgiftend und harntreibend. Sie sollen auch den Haarwuchs fördern, balancieren Vata und Kapha aus und fördern Pitta.

✱ ASANT (FERULA NATHEX; HINDI: HEENG)

Asant ist das ölige Harz des etwa 2 m hohen Asantbaums, der hoch im Himalaya wächst. Das Harz besitzt einen äußerst intensiven Geruch, weil es Schwefelsalze enthält. Es ist schwierig, das reine Gewürz zu finden, da eine synthetische Imitation in großen Mengen hergestellt wird. Das macht das reine Produkt teuer und selten. Gelegentlich wird auch das Harz eines anderen Baums mit einer synthetischen Substanz vermischt und als Asant verkauft.

Asant gilt im Ayurveda als sehr heiß und heilt gestörtes Vata und Kapha, verstärkt aber Pitta. Man verwendet es in schwerverdaulichen Linsen- und Bohnengerichten, die eine Vata-Störung auslösen können. Außerdem dient es zur Behandlung von Altersbeschwerden, die meist mit Vata im Zusammenhang stehen, darunter Gelenkschmerzen, Erschöpfung und Gicht. Zudem reinigt es nach der Niederkunft den Uterus und wirkt stark antibiotisch.

GEWÜRZE SÄUBERN UND LAGERN

Vor dem Lagern sollte man Gewürze ordentlich säubern. Die meisten verpackten Gewürze sind zwar sauber, aber man sollte sie zur Sicherheit noch einmal überprüfen. Streuen Sie das Gewürz auf einen Teller und durchsuchen Sie es mit den Fingern nach Halmen, Steinchen usw.
Zum Lagern empfehle ich Schraubgläser, die dicht schließen. Sie müssen absolut trocken sein, bevor man das Gewürz einfüllt. Am besten stellen Sie sie kurz geöffnet in die Sonne oder den warmen Backofen. Das ist vor allem bei feuchtem Klima wichtig.

DIE NÖTIGEN WERKZEUGE

Für die Zubereitung ayurvedischer Heilmittel benötigen Sie unterschiedliche Mörser und Mühlen.

✳ **PORZELLANMÖRSER:** Ein Porzellanmörser mit Stößel dient zum Zerstoßen empfindlicher Kräuter und Gewürze und für die Gelegenheiten, wenn man etwas in kleinen Mengen zermahlen will, z. B. ½ TL gerösteten Kreuzkümmel oder Basilikumblätter für einen Tee. Porzellan ist zerbrechlich und sollte nicht zu heftig bearbeitet werden. Zermahlen Sie das Mahlgut mit reibenden Bewegungen.

✳ **STEINMÖRSER:** Kleine Steinmörser bestehen meist aus Marmor, können aber auch aus anderen Steinen gemacht sein. Sie sind stabiler als Porzellanmörser und eignen sich für härteres Mahlgut. Wenn Sie etwas Hartes pulverisieren wollen, zerkleinern Sie es zunächst im Steinmörser und mahlen Sie es dann im Porzellanmörser fein.
Große Modelle für hartes Mahlgut bestehen aus einem sehr harten Gestein, der Stößel ist meist aus Holz. Man kann sie aber auch durch die weiter unten genannten modernen Utensilien ersetzen.

✳ **METALLMÖRSER:** Metallmörser bestehen aus Kupfer oder Gusseisen. Ich empfehle ein kleines Modell für hartes Mahlgut. Sie sind meist tiefer als die oben beschriebenen Mörser, so dass das Mahlgut nicht so leicht über den Rand stauben kann. Ein Metallmörser eignet sich z.B. gut, um Kardamomschalen zu knacken.

✻ **KAFFEEMÜHLE:** Eine Kaffeemühle ist sehr praktisch für Gewürzmischungen und Heilmittel. Der Motor wird nicht zu heiß, wenn man immer nur kleine Mengen auf einmal mahlt. So werden die empfindlichen Gewürze nicht geschädigt.

✻ **WET GRINDER, STEINMÜHLE ODER MELANGEUR:** Ein unerlässliches Gerät für einige der Heilmittel, die ich hier beschreibe. Es dient auch zum Mahlen von gekeimtem Weizen.

✻ **REIBE:** Manuelle oder elektrische Werkzeuge zum Reiben von Zutaten finden sich in fast jedem Haushalt. Sie brauchen sie für einige der Heilmittel, die ich in diesem Buch beschreibe.

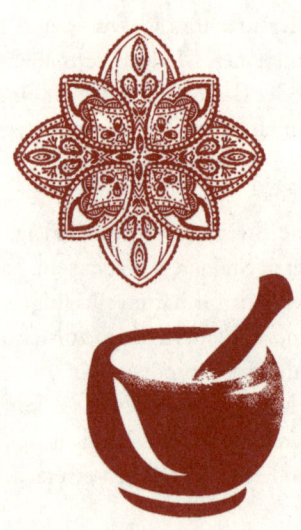

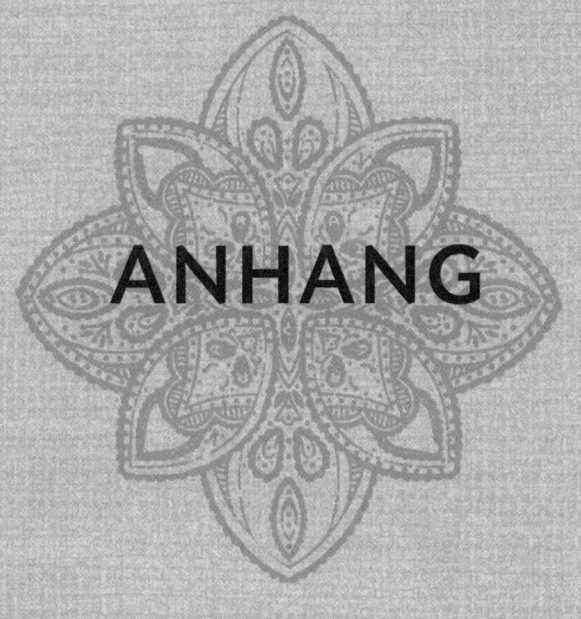

ANHANG

ÜBER DIE AUTORIN

Nach ihrem Studium und der Promotion in Fortpflanzungsbiologie in Indien studierte Dr. Verma Neurobiologie an der Université de Paris, wo sie ihren zweiten Doktortitel erwarb. Anschließend arbeitete sie als Forscherin an den National Institutes of Health in Bethesda (USA) und am Max-Planck-Institut in Freiburg. Auf dem Höhepunkt ihrer medizinischen Karriere, während sie für ein Pharmazieunternehmen in Deutschland arbeitete, wurde ihr klar, dass der moderne Ansatz der Medizin nicht ganzheitlich arbeitet. Alle Energie wird in die Heilung von Krankheiten gesteckt, nicht in die Bewahrung der Gesundheit. Daher gründete Dr. Verma 1986 *The New Way Health Organisation (NOW)*, die sich mit der Förderung eines ganzheitlichen Lebensstils, präventiver Gesundheitspflege, sanfter Medizin und eigentherapeutischen Maßnahmen befasst.

Dr. Verma ist in einer Familie mit starker ayurvedischer Tradition aufgewachsen. Ihre Großmutter verfügte über ein enormes ayurvedisches Wissen und war eine begabte Heilerin, die Menschen regelmäßig behandelte. 23 Jahre lang studierte Dr. Verma Ayurveda auf die traditionelle Guru-Shishya-Weise (Lehrer-Schüler-Nachfolge) bei Acharya Priya Vrat Sharma an der Benares Hindu University.

Dr. Verma ist begeisterte Forscherin und arbeitet hart daran, die lebendige Tradition des Ayurveda zu sammeln und durch ihre Bücher und ihre Lehrtätigkeit zu verbreiten. Sie hat bisher 24 Bücher zu den Themen Yoga, Ayurveda, Frauen und Partnerschaft veröffentlicht, die in zahlreiche Sprachen übersetzt wurden. Darüber hinaus hat sie diverse wissenschaftliche Artikel publiziert. Weitere Bücher sind in Vorbereitung. Neben ihrer ausgiebigen Vortragstätigkeit unterrichtet Dr. Verma mehrere Monate im Jahr in Europa. 1995 drehte ein deutscher Fernsehsender mit ihr den weltweit ersten Film über Ayurveda, der in über 100 Ländern in 130 Sprachen gesendet wurde. Dr. Verma veröffentlicht regelmäßig in verschiedenen wichtigen Ayurveda-Magazinen und -Journalen, wie *Ayurved Sutra, Dharohar, Ah Zindagi, Life Positive* sowie verschiedenen anderen Publikationen. Ihre Bücher und Artikel befassen sich mit praktischen Aspekten des Ayurveda und berühren das Leben unzähliger Menschen in aller Welt.

Dr. Verma ist weltweit für ihre eingehenden Studien zur lebendigen Tradition des Ayurveda und ihren Ansatz zur Wahrung der Gesundheit bekannt. Sie hat in den Bereichen Gesundheitspflege und präventive Medizin enorme Arbeit geleistet, wie ihre Bücher belegen. Das vorliegende Buch zeigt ihr Streben, einfache Lösungen zu finden, die ein energiereiches, gesundes und erfülltes Leben ermöglichen und die Selbstbehandlung kleinerer Leiden erlauben.

Ihr größter Verdienst ist die Forschung auf dem Gebiet der ayurvedischen Ernährung und der ayurvedischen Tradition zur Behandlung frauenspezifischer Probleme. Sie hat ayurvedische Rezepte entwickelt, die unserer modernen Lebens- und Ernährungsweise entsprechen. Sie sagt: »Nicht alles indische Essen ist ayurvedisch, und ayurvedisches Essen muss nicht indisch sein – es ist immer eine Frage der Ausgewogenheit.«

Dr. Verma hat die *Charaka School of Ayurveda* gegründet, um Interessierte in der Lehre des Ayurveda zu unterweisen, damit sie das Wissen der ayurvedischen Lebensweise weiter verbreiten können, so dass Menschen nicht falschen Ayurveda-Heilern zum Opfer fallen. Die Schule ist kein kommerzielles Unternehmen, sondern dient der Wissensvermittlung an Interessierte und Schüler. Dr. Verma befasst sich mit der Erforschung von Arzneipflanzen und ihrer Kombination in Heilmitteln. Sie ist Gründerin und Vorsitzende der *The Ayurveda Health Organisation*, einer wohltätigen Stiftung zur Verbreitung traditionellen Wissens, ayurvedischer Hausmittel und Yoga-Therapien in ländlichen und abgelegenen Regionen des Himalaya. Das wichtigste Projekt der Stiftung ist die Gründung einer Schule, die Kindern aus armen Familien nach dem Schulabschluss in verschiedenen praktischen Ayurveda-Anwendungen wie Kochen, der Zubereitung besonderer Gewürzmischungen, Marma-Massage, Bereitung von Hausmitteln etc. unterrichtet.

Dr. Verma spricht Hindi, Punjab, Französisch, Deutsch und Englisch und verfügt über Grundkenntnisse in Sanskrit.

WEITERE BÜCHER VON DR. VINOD VERMA

Abnehmen und schlank bleiben mit Ayurveda: Wunschgewicht und jugendliche Ausstrahlung mit den Ratschlägen der »First Lady of Ayurveda«, München 2005.

AUM – Die unendliche Energie: Techniken für Stabilität, Kraft, Stressmanagement und Heilung, Wasserburg am Inn 2008.

Ayurveda, der sanfte Weg zur inneren Harmonie, Ernährung, Sexualität, Heilung, Gayatri Books, 1992.

Ayurveda, der Weg des gesunden Lebens, Gayatri Books, [1]1992.

Ayurveda für den Hund: Behandlung und Ernährung nach der Ayurveda-Methode, Reutlingen 2012.

Ayurveda: Gesund und erfolgreich im Alltag und Beruf, Krummwisch 1997.

Das Ayurveda-Programm für jeden Tag: Ganzheitlich gesund und schön mit den Ratschlägen der »First Lady of Ayurveda«, München 2007.

Das Ayurveda-Schönheitsbuch: Das indische Heilwissen über die Schönheit für Frauen und Männer, München 2003.

Demenz-Prävention: aus der Tradition des Ayurveda, München 2012.

Die Lebensküche: Meine besten Ayurveda-Rezepte, München 2002.

Die zeitlose Weisheit des Ayurveda, Wasserburg am Inn 2011.

Kamasutra für Frauen. Körperbewusstsein, Sinnlichkeit und Erfüllung, München 2000.

Natürlich leben mit Yoga, Gayatri Books, 1998.

Pulsdiagnose in der Chinesischen und Ayurvedischen Medizin, Schiedlberg 2009.

Shivas Geheimnis: Das ayurvedische Heilwissen für Gesundheit und Verjüngung, München 2009.

Weshalb Pfeffer beim Sex hilft: Mit Ayurveda zu erfüllter Partnerschaft, München 2002.

Yoga und Ayurveda: Patanjalis Yoga-Sutren und ihre Anwendung auf Ayurveda, Krummwisch 1998.

EINE LISTE DER GESAMTEN VERÖFFENTLICHUNGEN VINOD VERMAS FINDEN SIE UNTER WWW.AYURVEDAVV.COM.

UNTERRICHTSPROGRAMME, SEMINARE UND KURSE

Für nähere Informationen zu den Unterrichtsprogrammen und Lehrplänen besuchen Sie bitte unsere Website oder nehmen Sie persönlich mit uns Kontakt auf. Unterrichtsveranstaltungen finden in Deutschland, anderen europäischen Ländern sowie im Himalayan Centre in Indien statt.

In Deutschland sowie im Himalayan Centre werden auch spezifische Kurse zum Thema dieses Buches angeboten.

Kontakt:
ayurvedavv@yahoo.com
ayurvedavv@gmail.com
www.ayurvedavv.com

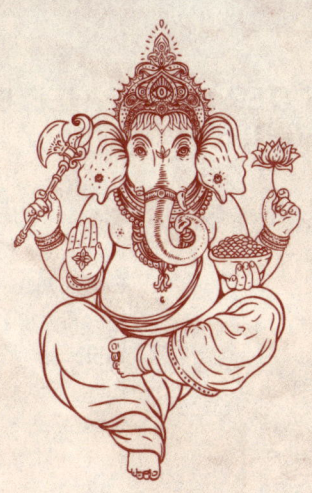

DANK

Dieses Buch ist das Ergebnis einer langen Familientradition in der Lebensweise des Ayurveda, mit der ich aufgewachsen bin. Meine Großmutter war eine bekannte Heilerin und berühmt für die »Magie ihrer Hände«. An der Entstehung dieses Buchs war daher meine gesamte erweiterte Familie beteiligt, wofür ich allen sehr dankbar bin.

Acharya Priya Vrat Sharma hat uns allen ein unendliches Vermächtnis der Weisheit hinterlassen, und dieses Buch wäre ohne seine zahllosen Bücher zur ayurvedischen Pharmakologie nicht möglich gewesen. Ebenso bin ich ihm für seine Übersetzungen des Charaka Samhita und des Sushurata Samhita zu Dank verpflichtet.

Mein tiefer Dank gilt auch meinen Freunden Eckhard und Andrea Biermann in Freiburg, die mir ein Zuhause bieten und mir dadurch ermöglichen, meine Forschung ohne Existenzängste durchführen zu können.

Ich danke auch dem Droemer Knaur Verlag und meiner äußerst kompetenten Lektorin Sabine Jaenicke, die mich bei jedem Schritt umfassend unterstützt hat. Ganz besonderer Dank gebührt ihr dafür, dass sie die Koordination trotz meines ausgiebigen »Weltenbummlertums« gemeistert hat.

Und schließlich danke ich Aumansh und Raga, die unsere Großfamilie im letzten Jahr erweitert und mir das Kapitel über Mittel für Babys sehr erleichtert haben.

VERZEICHNIS DER KRANKHEITEN UND BESCHWERDEN

VERZEICHNIS DER HEILMITTEL

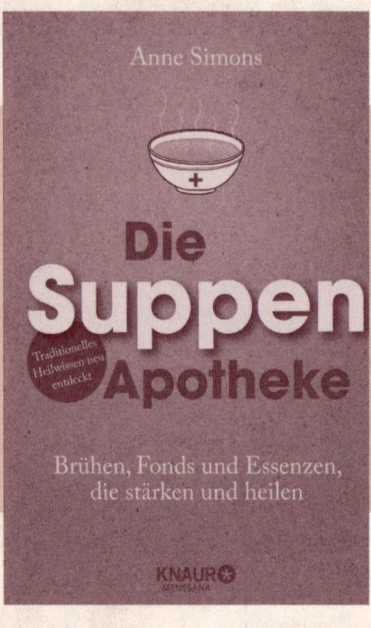

Anne Simons

Die Suppen-Apotheke

Brühen, Fonds und Essenzen, die stärken und heilen

Ob aus Knochen, Huhn, Meerestieren, Getreide oder Gemüse – schon die Großmütter wussten, wie heilsam natürliche Brühen sind. Ihre wertvolle Kraft besteht darin, den ganzen Organismus aufzubauen, als auch Erkrankungen wie Allergien, Immunschwäche oder Hautprobleme effektiv zu bekämpfen.

Die Gesundheitsexpertin Anne Simons vermittelt hier alles, was man über die Suppen wissen muss: von der Heilwirkung über die Anwendung bei gesundheitlichen Beschwerden bis hin zu Inhaltsstoffen und den besonders langen Kochzeiten.

Mit sechs Grundrezepten und zahlreichen Rezeptvariationen.